庄曾渊

眼科名方心法

主编　　庄曾渊　盛倩　张红

全国百佳图书出版单位
中国中医药出版社
·北京·

图书在版编目（CIP）数据

庄曾渊眼科名方心法／庄曾渊，盛倩，张红主编
．—北京：中国中医药出版社，2024.1
ISBN 978-7-5132-8490-5

Ⅰ．①庄…　Ⅱ．①庄…　②盛…　③张…　Ⅲ．①中医
五官科学—眼科学—验方—汇编　Ⅳ．①R289.5

中国国家版本馆 CIP 数据核字（2023）第 196843 号

中国中医药出版社出版

北京经济技术开发区科创十三街 31 号院二区 8 号楼
邮政编码　100176
传真　010-64405721
三河市同力彩印有限公司印刷
各地新华书店经销

开本 880×1230　1/32　印张 9.25　字数 207 千字
2024 年 1 月第 1 版　2024 年 1 月第 1 次印刷
书号　ISBN 978-7-5132-8490-5

定价 48.00 元
网址　www.cptcm.com

服 务 热 线　010-64405510
购 书 热 线　010-89535836
维 权 打 假　010-64405753

微信服务号　zgzyycbs
微商城网址　https：//kdt.im/LIdUGr
官方微博　http：//e.weibo.com/cptcm
天猫旗舰店网址　https：//zgzyycbs.tmall.com

《庄曾渊眼科名方心法》编委会

主　编　庄曾渊　盛　倩　张　红

副主编　李　欣　柏　梅

编　委（按照姓氏笔画排序）

王　影　亢泽峰　李　满　杨永升

杨海静　吴宁玲　张　励　张明明

张津京　胡　瑛　高　君　梁丽娜

宿蕾艳　潘红丽　魏春秀

前　言

目前市场上眼科方书较少，尤缺方论。《庄曾渊眼科名方心法》源自庄曾渊老师在临床带教过程中讲述的常用效方，多年来积少成多。本次整理按功能分类，入选方剂加上类方、附方基本覆盖了眼科常用治法，满足了眼科常见病、疑难病防治的需求。如小柴胡汤、四物汤、普济消毒饮等，以及眼科名著中创制的治疗眼病方，如石斛夜光丸、新制柴连汤、耳目不聪明论附方等。传承工作室同仁深入分析临床验案，广泛收集文献资料，阐述组方原理，确认用方指征，总结用药经验，既突出整体观、辨证论治思想，立纲目准绳，又从六气、脏腑论治内外障，突出眼科特色，示应用范例，使读者在临床用方时有章可循。

本书分总论、各论两部分。总论包括中医眼科方剂沿革和组方用药规律、中医眼科用药特色两部分。前者通过对历代眼科著名方剂组方思想的分析，将组方思想分为七十二证、对症列方，五轮定位、按证选方，整体辨证、立法组方，病证结合、方证对应四大类，并行不悖，相互补充。强调中医药理论对组方的指导作用。后者中医眼科用药特色，是基于中医学对眼的结构、功能、病因病机的认识，结合临床实践，对眼科组方特点的认识。我们认为眼科组方用药宜轻升忌沉寒，宜清润忌助火，宜消散忌克伐，宜通调忌瘀塞，重权衡守法度。突出眼科特色，但不离辨证论治之宗。

各论部分收入方剂 90 首（包括经验方 7 首），每首处方按组成、功效、主治、方义、临床应用、心悟逐条表述。

剂量分为【原方剂量】与【心得剂量】，原方剂量为方剂出处原文的用量，心得剂量是作者习用剂量。

【功效】处方的主要作用，体现治疗眼病的具体治法。

【主治】方证对应，以病机为依据，引申适合用方的眼科病证。

【方义】采用图表形式，简单明了，按病机-证候-治法-方药四个环节逐层说明处方原理、药物配伍、治疗机制。

【临床应用】以眼科病证为主要应用对象，病证结合，辨病辨证用方，根据病证的不同阶段、病情的轻重，随证加减化裁。

【心悟】补充解说方义和学术观点，摘要引证历代各家的诠释、方论，拓展思路，加深理解，撰写自身应用心得、类方鉴别等。

经验方是庄曾渊老师在学习运用眼科名方基础上，适应临床需要，按辨证论治、组方用药规律制定的处方。各方均经过反复临床验证或基础研究取得实验依据，疗效可靠、实用。

本书理论联系实际，适合现代中医诊疗模式，重视中医理论的发挥。组方思路、各家学说的介绍都比一般眼科方剂类著作更广更深，能起到温故知新，联想启迪作用。希望本书的出版有助于眼科传承工作。本书在编写过程中得到中国中医科学院眼科医院领导和中国中医药出版社的大力支持，表示深切感谢！

编者

2023 年 8 月

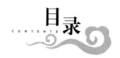

目录

CONTENTS

总　论

各　论

· 目录 ·

总　论

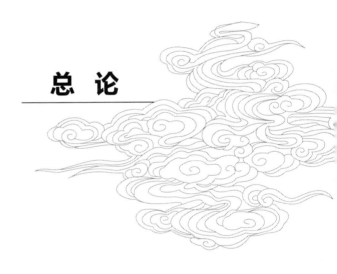

中医眼科方剂沿革和组方用药规律

方剂是中医治病的主要方法。中医眼科以内治为主，开好方更显得迫切。其实每张处方都反映一个辨证论治的过程，是医生业务能力的镜子。为此，我们努力学专著，背汤头，做临床，期盼着能"如鼓应桴"。但在一些专著面前，仍会陷入"三不"的困境，即看不懂，记不住，用不上。我们反复思考，深入分析眼科常用方的组方用药特点，逐步感悟造成"三不"的根源在于不了解组方的指导思想，不了解不同历史时期中医理论、中药药性理论的发展状况及其对方剂发展的影响，不能结合时代背景理解方剂组方用药规律。我们以代表性专著为抓手，依据组方思路的发展轨迹，将历代眼科用方的组方用药规律进行整理，挖掘组方用药的思维方式及其理论基础，将诸多组方原则归纳为四大类。

一、七十二证（症），对症列方

最早的眼科专著当推唐《龙树眼论》，惜原书已佚。据考证其内容已被收录入明《秘传眼科龙木论》之卷一至卷六中。《龙树眼论》创七十二证（症）方论（内障23证，外障49证），以七十二证（症）作为论治纲目，按局部病症分类，罗列症状，简述病机，随后列方，形成了"病症-病机-方药"的眼病诊疗思维模式。"七十二证（症）"中，有42证（症）与肝有关，其中肝脏积热类18证（症），肝脏受风类12证（症），肝肾虚劳类12证（症）。与其他脏腑相关的病机有14证（症），脏腑病机占总数的80%，而肝病病机独占鳌头。方药方面，治内障48方，最常用中药前五位，依次为车前子、防风、细辛、人参、茯苓；治外障114方，最常用中药依次为细辛、防风、人参、黄芩、大黄。根据《神农本草经》对中药性味的分类，上列中药以甘味最多，其次为辛味和苦味。总体上，内障方偏温，外障方偏寒，药物配伍符合"肝苦急，急食甘以缓之""肝欲散，急食辛以散之，以辛补之，以酸泻之"的原则。外障眼病，肝脏风毒上冲，积热壅盛者，应用苦寒之大黄、黄芩，亦正合"风淫于内，治以辛凉，佐以苦，以甘缓之，以辛散之"的经旨。

因此，《龙树眼论》中的方剂虽没有方义，也未涉及方剂配伍方法，但从上述方、药特点分析可以看出，其组方用药完全遵从《内经》理论，其规律可概括为：①用方主要依据病机，藏象学说、肝窍理论是基础。目为肝之外候，眼病病机在肝。②选药组方重视药性。运用药物性味，调整因时令变化等因素引起的脏气阴阳失衡。五脏苦欲补泻、六气淫胜学说起到了重要作用。七十二证（症）后被许多眼科专著沿用，按病症列方也一度成为中医眼科专著的主流，如明《秘传眼科七十二症全书》、清《医宗金鉴·眼科心法要诀》等。需注意的是古籍中证、症不分，病名中亦混有症名，不像现代中医学基础理论中病、证、症界限清楚。七十二证的"证"是病症（症象），通过主症分析病机，尚不是八纲辨证的证。

二、五轮定位，按证选方

五轮学说源于《灵枢·大惑论》，指出眼各部的形成和五脏的关系。《太平圣惠方》谓："眼通五脏，气贯五轮。"阐述五脏和五轮相配的内容。而后各类眼科专著进一步论述五轮学说，作为眼科基础理论指导临床诊疗。最典型的如《明目神验方》论五轮主病根因："血轮病，因心经大热惊恐生，宜泻心凉肝。气轮病，因侵冒寒暑忧思生，宜宣肝补心。风轮病，因肝经热毒气怒生，宜泻肝补肾。肉轮病，因饮食不节热毒生，宜凉肝泻脾。水轮病，因酒色过度虚损生，宜补肝补肾。"论五轮虚实用药法："肾病宜补，肉苁蓉、附子为主。肝病宜宣，黄芩、柴胡为主。益肺用人参、五味子为主。益气用人参、木香为主。凉心用黄连、大黄、栀子为主。凉肾用黑牵牛、白牵牛为主。泻脾用黄连、朴硝为主。"

《明目至宝·五轮证治》论五轮补泻用药："泻心用大青叶、黄连、玄参。补心用乌梅、当归、远志。泻肝用菊花、竹叶、龙胆草。补肝用熟地黄、当归、大黄。补脾用陈皮、麦芽、青皮。泻肺用桑白皮、地骨皮、防风。补肺用白术、茯苓、天冬。泻肾用当归、黑牵牛、郁李仁。补肾用杜仲、菟丝子、熟地黄。"

《眼科集成》载五脏独治、兼治、因治论，按五脏及脏腑之间关系立方，即所谓"分轮认症，按症立方"。先按心、肺、肝、肾、脾五脏立本脏虚实独治方，继立上述各脏虚实兼治方，再按心病因在小肠、肺病因在心、肝病因在肺、肾病因在肝心、脾病因在肝立方。如大小眼角有病属于心，心为血轮。眼角红丝粗细直长，或起胬肉，或痒或痛，为心经实热，用泻心汤。

眼角红赤，微痒生眵为心经虚热，用清心汤、补心汤。若眼角红赤痒痛，胬肉突起，又见白珠上兼有红丝赤缕，胬肉胀痛，为心经实热，移热于肺，应兼治，洗心汤加石膏、黄芩、杏仁之类。眼角微红微痛，生眵作痒，又见白珠上兼有细细血丝，微微胀痛，为心经虚热兼肺热，养心汤加杏仁、槐花、桑白皮、枇杷叶、天冬、白豆蔻之类。眼角属心，病因在小肠，小肠实热，心经发病，眼角赤红不退，热泪痛痒，胬肉生眵，用八正泻阴汤。小肠虚热，心经发病，眼角淡红生眵，微痒微痛，用生地养阴汤。以此类推肺、肝、肾、脾诸脏独治、兼治、因治立方，共33首。《眼科集成》以五轮为中心，溯本求源，形成五脏方论，将脏腑学说、五行生克融为一体，用于眼病治疗，自成体系。这是五轮学说在眼科立方用药中最突出的用例。五轮定位，辨虚实立方论治，是眼科独特的立方用药指导思想，和七十二证对症立方互相补充，相互呼应，丰富了眼科组方用药的思路和方法。

三、整体辨证，立法组方

宋以后，对眼病的认识进一步深入，尤其受金元四大家学术思想的影响，眼科辨证论治体系得到充实和完善，组方用药思路和方法随之取得新的发展。元《原机启微》从六淫七情、饮食劳倦、阴阳气血、脏腑经络论述眼病病因病机，以病机代表病名。因此，虽然其以眼科"十八病"为眼病辨证纲领，但其所突出的是证。如淫热反克之病，其病因是"膏粱之变，滋味过也""气血俱盛，禀受厚也""亢阳上炎，阴不济也""邪入经络，内无御也"，病机是淫热伤肝，目窍受病，表现为眵多、眊矂、紧涩、赤脉贯睛，治法为清热散火，方用芍药清肝散，以白术、甘草主胃气为君，川芎、防风、荆芥、桔梗、羌活升散清利头目为臣，赤芍、前胡、柴胡、薄荷、黄芩、栀子清热为佐，知母、滑石、石膏、大黄、芒硝驱逐淫热为使，若不秘结，去硝黄。条文中病因病机、临床症状、治法方药都列得很清楚，处方结构亦很规范，使眼科从辨识眼局部病症组方变为从人体脏腑功能探求眼病本质，形成了眼病整体辨证的思想，对拓展组方用药思路有积极意义。实际上，《原机启微》的方剂分类、方剂组成及所选药物和以往眼科专篇（眼目门）比较，已发生了很大变化。《原机启微》载治内障方39首，其中益气聪明汤、冲和养胃汤、泄热黄连汤、助阳活血汤、益阴补气丸（益阴肾气丸《兰室秘藏》）、决明益阴丸（泻阴火丸《兰室秘藏》）、滋阴地黄丸（熟干地黄丸《兰室秘藏》）、消毒化斑汤（消毒救苦汤《兰室秘藏》）、升麻龙胆草饮子（龙胆饮子《兰室秘藏》）均出自李东垣方，足见倪维德对李东垣学术思想之推崇。《原机启微》治外障方中，常用中药有防风、羌活、川芎、黄芩、当归、蔓荆子、柴胡、黄连；治内障方中常用中药有人参、五味子、生地黄、柴胡、黄连、熟地黄、当归、茯苓。与张元素《药类法象》比较，风生升类有防风、羌活、川芎、柴胡、蔓荆子，发散风邪，升举阳气；湿化成类有当归、熟地黄、人参，调脾胃养气血；燥降收类有茯苓、五味子，淡渗通利，降逆利气；寒沉藏类有黄连、黄芩、生地黄，苦寒泄热坚阴。这类方药印证了张元素"识病之标本，脏腑寒热虚实，微甚缓急，而用其药之气味，随其证而制其方也"的制方思想。《原机启微》继承了张元素、李东垣的学术思想，其组方用药规律可归纳为：①整体辨证，明确病机，纠正脏腑阴阳气血偏胜失衡状态。②针对病机，利用药性气味厚薄，升

降浮沉，配伍组方加以调整。③运用五行生克理论，观察脏腑传变，多脏燮理，随证治疗。④重视归经，根据发病部位，运用归经学说选用药物。《原机启微》在组方用药上的学术成就，标志着眼科组方思路从病症-病机-方药发展到了病证-病机-立法-方药，从对症列方进入辨证制方的新阶段。

明清时期，《原机启微》整体辨证思想和组方原则得到了发展推广。《证治准绳·七窍门》不采用内外障七十二证和五轮分类，而以症分类，将193种眼病按目痛、目赤、目肿胀、目痒……分为41类，并以症（症状、体征）作为辨证的依据，辨病机、定治法、用方药。如白眼痛、恶寒脉浮为有表，用选奇汤、防风饮子；脉实有力、大腑闭为有里，用泻青丸、洗肝散等。继《原机启微》后，《证治准绳·七窍门》从理论到实践，在眼科临床全面运用了症象-病机-治法-方药的组方思路，影响深远。《审视瑶函》采录《原机启微》十八病原文和君臣佐使逆从反正说及全部方剂，又辑录了《证治准绳·七窍门》证治内容，并有增补修订，各类眼病症、机、法、治条目清楚。清《目经大成》撰有"五脏苦欲补泻解""品药制方治病解"，阐述五脏苦欲、药品性味、君臣佐使、制方原则。载方229首，仿张景岳补、和、攻、散、寒、热、固、因八阵，每阵列眼科常用方数十首。补阵有44首，补气、补血、温阳、滋阴益精、明目，十之八九取自内科常用方剂。同期的《目科捷径》亦主张从整体着手治疗眼病，突破传统强调五轮八廓主病一说，更重视眼病从气血阴阳寒热虚实辨证，专论"八极至要辨"。在方药选用上，提出眼科要和其他各科相通，治法应从内科入手。书中载内眼方59首，其中温补类35首，多自易水学派、温补学派的内科通用方加减而成。这一时期眼科方剂组方思路发生了重大转折。眼科方剂已不再局限于针对眼部病症列方，而和内科方剂整合在一起，形成了规范的辨证定法组方用药思路，呈现出多种组方用药思路综合运用的景象，既保存了具有眼科特色的七十二证、内外障五轮定位组方规律，又汇入了中医方剂学发展的洪流，应用中医理论阴阳五行、脏腑经络、气血津液、药性组方用药。另外就是依据病机（谨守病机）选用内科成方加减治疗眼病，如《目科捷径》加味回阳补中益气汤、加味回阳逍遥散，就是在常用名方补中益气汤、逍遥散中加入附子、吴茱萸等品，用于治疗阳虚火微及阴虚血寒的虚人目疾头痛，认为"一切虚寒，皆宜服之"。

此外，还有一些别样的组方思路，如清《眼科百问》以目病即肝病主论。其处方构成一般分为三组，一是所谓的明目药物，如菊花、决明子、木贼、苍术、白蒺藜；二是病机辨证所用药物，如血虚补血用四物汤，气虚补气以四君子汤为核心药物；三是肝经药和肺经药，肝经药有柴胡、川芎、薄荷、青皮，肺经药用黄芩、栀子、桔梗、陈皮、大黄。如目乍暗（视力突然下降或眼前发黑）因血虚者用补肝四物汤（菊花、决明子、白蒺藜、当归、川芎、白芍、熟地黄、茯神、酸枣仁、黄柏、知母、柴胡、薄荷、青皮、黄芩、栀子、桔梗、枳壳、陈皮）。《眼科奇书》以"外障是寒，内障是气"立论，创四味大发散、八味大发散。《审视瑶函》《银海指南》提出运气学说对眼病发病的影响。《眼科百问》阐述了运气导致眼病的机理和逐月治疗方法及按年主气治疗，但强调要结合相关脏腑经络证候，辨证用药等，都可以看作整体辨证，立法组方主流的补充。

四、病证结合，方证对应

病证结合是中西医结合在临床研究中的成果，亦是目前中西医结合的主要临床诊疗模式。病名和证名双重诊断，以病统证，依据疾病的病理过程在不同阶段显现的症状辨证，以中医思维为主体，针对病机立法组方。病机是方证对应的关键。病证结合中出现了一些新的因素影响组方用药，一是对病理改变的认识，二是中药药理研究成果，三是微观辨证的评估。因此，就形成了"辨证处方+"的模式，"+"的内容往往根据上述三种影响因素而定。如糖尿病视网膜病变黄斑水肿，加大茯苓用量以增强淡渗利水功效；前部缺血性视神经病变因其病理基础是血液灌注障碍，加虫类等活血通络药物；湿性老年性黄斑变性经 OCT、FFA 检查，提示脉络膜新生血管（CNV），加用抗新生血管生成的中药等，都是新的思路，也是新的科学问题。

上述内容大致勾勒出了眼科方剂组方用药思想的发展脉络和主要特色，从七十二证对症列方到五轮定位按证选方，以及运用脏腑理论，辨病性辨病位，指导临床选方，发展到整体辨证立法组方，应用理论指导组方，这是眼科组方用药思想的一大突破。由此，眼科方剂组方思想趋于成熟，理、法、方、药形成一体。

方以药成，方剂是在中医理论指导下，利用中药四气五味和升降浮沉的阴阳属性，通过配伍增效减毒，调整脏腑阴阳盛衰，达到整体阴阳平衡，治愈疾病的目的。组方思想的形成有赖于三大要素，即中医理论的发挥和指导，中医方剂组方原则的发展创新及中药药性理论的研究和应用，这也是学习方剂的有效门径。理解了方剂的组方思路、药物配伍、功能主治、加减化裁，就便于掌握和临床选用。梳理眼科方剂学术思想发展脉络，还可传承先贤宝贵的制方经验、技巧，古为今用，研制新方，提高中医眼科防盲治盲能力。

（庄曾渊　盛倩　张明明　魏春秀）

中医眼科用药特色

中医眼科学是中医药学的一个分支。《黄帝内经》中关于眼的组织结构、病因病机、眼和脏腑经络的关系等诸多论述为中医眼科奠定了理论基础。唐宋之后，在此基础上产生了五轮、八廓、内外障学说、肝窍学说、玄府学说等眼科专科理论。这些专科理论重点深入研讨与眼病相关的某些基础理论，并加以发挥创新，诠释临床问题，寻求治疗方药。每一种学说都会伴随新的治疗思路和用药方法，加上眼科独有的退翳、止泪、明目等治法和用药，构成了眼科专科用药系列。在中药性味、功效、升降浮沉、归经的选择中体现出专科用药特色。如基于肝窍学说，目病即肝病，选用以柴胡为君药的逍遥散，疏肝解郁治肝郁气滞的视神经萎缩；基于诸脉者皆属于目的理论，运用络病理念，应用补阳还五汤重用黄芪补气活血治疗气虚血瘀型视网膜中央动脉阻塞都取得较好疗效。这些用药特色从表面上看是由专科理论引导出来的，但透过现象看本质，从源头分析眼的组织结构、生理病理特性和内外障眼病的证候特点，才是产生眼科用药特色的内在依据。

梳理中医眼科名著《银海精微》《原机启微》《证治准绳·七窍门》《审视瑶函》《目经大成》等的用药规律，分析有关医话方论，眼科用药特色可归纳为以下几个方面。

一、宜轻升，忌沉寒

轻升和寒沉是针对中药性能四气五味、升降浮沉而言。《素问·阴阳应象大论》将中药性味分阴阳，谓："味厚者为阴，薄为阴之阳。气厚者为阳，薄为阳之阴。味厚则泄，薄则通。气薄则发泄，厚则发热。"《素问·至真要大论》提出五味的阴阳属性和作用，谓："辛甘发散为阳，酸苦涌泄为阴。咸味涌泄为阴，淡味渗泄为阳。"为临证利用药物的特性论治脏气不平出现的病证打下了理论基础。张元素宗《内经》原旨，十分重视药物气味厚薄、升降浮沉及其关系。《医学启源·药类法象》将药物分为"风生升、热浮长、湿化成、燥降收、寒沉藏"五类。轻升即指风生升类，沉寒即相应于寒沉藏类。

眼位居高，因风邪致病者十分常见。又因目为肝之外候，肝为风木之脏，易生风化热，同气相求，内外合邪。外障眼病，风寒外束或风热不制是多发病机。因而辛散疏解是常用治法，或辛温发散，或辛凉透热，均以发散风邪、祛邪外出为治疗目的。组方中辛温与辛凉相使，或辛温与苦寒配伍，既能疏散风邪又清肝经郁热。所用麻黄、荆芥、防风、羌活、独活、白芷、秦艽、细辛、柴胡、前胡、桔梗、薄荷、蔓荆子、葛根等均有发散表邪、疏风通络作用。常用方有羌活胜风汤、金液汤等，热重者用芍药清肝散。

角膜翳的治疗，自始至终离不开疏风宣散。新翳多属风热壅盛，当疏风清热。宿翳风热已减，气血凝滞，当祛风退翳，活血明目。常用木贼、白蒺藜、决明子、青葙子、密蒙花、蝉蜕、谷精草，均能辛散。退翳药忌过用寒凉，以免引起气血寒凝，翳膜难退，如龙胆草、黄柏、知母、黄芩、黄连、汉防己、玄参等苦寒泄热坚阴之品。

张元素提出归经理论，创立中药引经报使学说，拓展了升散风药在眼科的应用范围。所谓归经是指某药对某脏腑经络发挥特定的治疗作用，引经药又称"的药"，谓有引导诸药入于某脏腑经络的靶向作用。《医学启源·目疾》："凡眼暴发赤肿，以防风、黄芩为君以泻火，和血为佐，黄连、当归是也，兼以各经药引之。"到达眼周的经络有手足三阳经，它们的引药是太阳经羌活，少阳经柴胡，阳明经升麻、白芷。这些都是升散风药，引药上行，直达病所。归经理论和引经报使学说对眼科用药有深远影响，李东垣制羌活退翳丸治翳障，注明翳在大眦者加升麻、葛根，翳在小眦者加柴胡、羌活。此后，在《原机启微》风热不制之病，为物所伤之病的诊疗方药中，随所在经络加药的思想更加突出，为升散风药的应用提供了新的平台。

李东垣创益气升阳，升阳散火学说，升散风药在眼科应用更加广泛。一是升发阳气。用于中气不足，清阳不升，九窍不通，如助阳活血汤用蔓荆子、防风、升麻、柴胡使阳气升而九窍通利，治服寒药太过，其气不能通九窍，眼睫无力，常欲垂闭，隐涩难开诸症。二是发散郁火。用于元气不足，阴火亢盛，火乘土位。如冲和养胃汤用升麻、柴胡、葛根升阳，羌活、防风散郁遏之火，发散以伸阳气，治圆翳内障。

《本草纲目》言："酸咸无升，甘辛无降，寒无浮，热无沉，其性然也。"目病，药以轻升之品易于达之，风药质轻而升浮，应用最多。虽眼科有"目不因火不病"之说，但目病不可过用苦寒，恐苦降寒沉有碍阳气升发。治外障眼病，滋腻性药物亦应慎用，意在防外邪不得发散，入里化热，加重病情。

二、宜清润，忌助火

《灵枢·大惑论》曰："目者，五脏六腑之精也，荣卫魂魄之常营也，而神气之所生也。"杨上善解读谓："目之有也，凡因三物，一为五脏六腑精之所成，二为营卫魂魄气血之所营，三为神明气之所主。"所成、所营、所主言简意赅，十分贴切，明了地勾勒出眼的形成，维系和发挥视觉功能的机理。眼由五脏六腑精气上腾结聚而成，其功能的发挥有赖于自身的认知能力和气血的营养。魂魄在中医学中归属于心理、生理和病理的范畴。《朱子语类》曰："人之能思虑计画者，魂之为也，能记忆辨别者，魄之为也。"又曰："魄盛则耳目聪明能记忆。"所以从医学角度理解，魂魄是认知能力的反映。神明是调控认知能力，对事物做出反应的主宰。若因神劳以致魂魄散，志意乱，则出现视惑、妄见诸症。在视觉活动中，心、肝至关重要，"心者，君主之官，神明出焉""肝者，将军之官，谋虑出焉"，对于精衰脏腑不和而神明失用，视物颠倒紊乱，幻视症等内障眼病的治疗，亦常从调理心、肝着手。心为火脏，心恶热，肝属风木，肝恶风，故用药宜清柔和润。且心主血脉，肝藏血，血舍魂，养血可养心，加强神明的主宰作用，又能使肝血充足，魂有所舍。这类眼病当心肝神魂同治，滋阴养血，清火潜阳，安神定志。《黄帝内经》从理论高度为眼病用药标定了方向。

临床上，中医眼科专著对眼病病因病机及组方用药的论述，亦提示眼科用药宜清润，忌助火。《证治准绳·五轮》："水衰则有火盛燥暴之患，水竭则有目轮大小之疾，耗涩则有昏渺之危，亏者多，盈者少，是以世无全精之目。"《审视瑶函》："一肾水而配五脏之火，是火太有余，水甚不足，肾水再虚，诸火益炽，因而为云、为翳、为攀睛。"眼病阴虚表现为目赤、眼表无光彩、眼生翳膜、干涩昏花、视瞻昏渺，并可伴见口渴喜饮、唇红干裂、头晕耳鸣、烦躁易怒、大便干结、小便短赤等症。舌象尤为重要。一般为舌红苔薄少津，或有裂纹，甚则无苔，舌红干瘦无津，光剥暗紫如猪肝，属肝肾阴虚，脏腑燥热，治当滋补肝肾，壮水制火。肾阴充则五脏得濡，主要方剂有六味地黄丸、左归丸、一贯煎等。滋阴药一般偏于滋腻，故应用时要注意行气。

补血也能起到滋水作用，治阴虚燥热、阴虚火旺诸证。《审视瑶函》："夫血化为真水，在脏腑而为津液，升于目而为膏汁，得之则真水足而光明。"所谓真水、膏汁即眼内神水、神膏，均属滋养目窍的阴液。血养水，水养膏，膏护瞳神。瞳神司视物，若水亏则火盛，而视觉昏蒙，补血可充养神水，且养心柔肝，制君相火旺，如滋阴降火汤、加味坎离丸，都以四物汤为基础，加炒知母、炒黄柏等组成，治阴虚火动所致萤星满目。至于补水宁神汤，以四物汤加茯神、五味子、麦冬，则着眼于养血安神定志。神宁则心火下降，肾水上升，心肾相交，水火既济。宁神从另一层面发挥了济阴作用。

受李东垣"脾虚则五脏之精气皆失所司，不能归明于目矣"及"脾胃虚则九窍不通论"的影响，在眼科，调理脾胃，养血安神治法得到广泛重视。黄芪、人参、甘草，甘温三味益气升阳，甘温除热亦常被应用，如人参补胃汤治内障昏暗，益气聪明汤治内障、耳鸣，冲和养胃汤治内障初起视物微昏，补中益气汤治高风内障均按脾胃不足立论，黄芪、人参、甘草均为主药。然而李东垣组方中人参补胃汤、益气聪明汤中有黄柏，冲和养胃汤中加黄连、黄芩，用意何在？李东垣在补中益气汤的立方主旨中提到，若"血中伏火日渐煎熬，血气日减……致使心乱而烦……少加黄柏以救肾水，能泻阴中之伏火，如烦犹不止，少加生地黄补肾水，水旺而心火自降"。这是李东垣补气又防阴火炽盛伤阴血的制方思想，即以甘温补其中，甘寒泻其火，少加苦寒之黄芩、黄连、黄柏泻阴火又不伤脾胃。

至于"补不可过用参、术以助其火"之说，关键在于不要过量使用参、术等补气药，或过用附子等辛热药物。所谓火，表现在两个方面，一为热，心烦口渴、牙龈肿胀，可用生地黄、黄连清热；二为升，眩晕耳鸣、步态不稳，用牛膝、黄柏抑其升。

三、宜消散，忌克伐

宜消散，忌克伐是针对积滞而言。眼科多见因气、血、痰、水运行不畅，日久结聚而继发的病证。《眼科金镜》："泻不可过用硝、黄、龙胆草之类以凝其血，惟用发散消滞之类。"即是指这类病势缓又难治的眼病。因眼的结构精细，投鼠忌器，慢性内障眼病虚实夹杂，治疗宜渐消缓散，不宜过度泻下逐水以免伤正难复。

眼科有形之积，大致见于肿块、翳膜、瘢痕增生等，均适用消法。消法意味消瘀散结，而这种方法都是通过祛除郁结之邪气和疏通阻滞之气血来实现的，所以消法实际是行气、活血、清热、化痰、利湿诸多具体治法的综合运用。比如，胞生痰核，表现为胞睑皮下痰核隆起，或有红肿，上睑沉重，系痰火郁滞所致，治宜清热化痰，方用化坚二陈汤合清胃散。特发性黄斑视网膜前膜，为视网膜内表面增生的纤维细胞膜，好发于老年人，其病机为正气不足、络虚血瘀、水停热郁。补消结合，治以益气健脾、活血化瘀、化痰散结，予炙黄芪、炙甘草、当归、丹参、莪术、醋鳖甲、柴胡、赤芍、苍术、土茯苓等。视网膜瘢痕增生，可因曾经出血或渗出引发，如老年性黄斑变性、病理性近视黄斑病变，均属本虚标实。老年人阴血常亏，病理性近视脉络失养，气血不足，应在补益肝肾、益气养血的基础上软坚散积，加片姜黄、炒蒲黄、连翘、浙贝母、三七粉等。

血有形，凝而成积，宜消。气无形，聚而为结，宜散。"肝气通于目"，肝气从肝胆发源，通过脉络孔窍到目中，成为目经络中往来之真气。若情志不遂、肝气不畅、疏泄失职，引起气机郁结，又可继发火郁、痰郁、血郁。如 Graves 眼病，表现为眼部酸胀、眼睑水肿、回缩迟落、眼球突出，好发于患有甲状腺功能亢进的青年女性，常有情绪抑郁、焦虑忧思、劳倦过度等诱因，致肝脾不调、气机不畅、聚湿成痰。气液失调，阻于络脉，郁久生热，则结膜充血。《证治准绳·目肿胀》曰："大凡目珠觉胀急而不赤者，火尚微，在气分之间。痛者重，重则变赤，痛胀急重者，有瘀塞之患。疼滞甚而胀急，珠觉起者，防鹘眼之祸。"本病轻症相当于中医学神珠自胀，重症即鹘眼凝睛。治宜行气解郁、化痰散结，予逍遥散加夏枯草、玄参、生牡蛎、浙贝母、川芎、香附，有热加牡丹皮、栀子。

偏头痛、血管神经性头痛所致的目痛，往往情绪紧张、精神刺激能诱发，中医谓气眼证。《证治准绳·目痛》："怒气则目疼。"怒则气上，动火生痰，气不宣畅，气滞而痛，治以复元通气散（石决明、决明子、楮实子、香附、木贼、蝉蜕、川芎）平肝行气、活血通络。急性闭角型青光眼，因情绪刺激、过于激动引起急性发作，症见头痛眼痛、视力模糊、恶心呕吐，系气机逆乱、风火上僭、气结水停，治宜清肝息风、调气利水，予绿风羚羊饮加减。

四、宜通调，忌瘀塞

目得血而能视。《审视瑶函》："目之有血，为养目之源。充和则有发生长养之功，而目不病；少有亏滞，目病生矣。"说明气血亏虚或/和脉络不畅是气血不能上荣于目，引发目病的原因。亡血过多，气血不足的目病，用芎归补血汤复气血，使目有所养则愈。而血行脉中，血行不利，瘀滞不通，所致目病归咎于血液和脉络的异常。就脉络而言，脉络舒缩失常，脉络挛急僵硬，脉络痰浊黏着，均使脉道狭窄，为血瘀创造条件。而心气不足，血行乏力，气机不畅，血行郁滞，津亏血稠，血行迟缓，均为血瘀前奏。血流不畅致血滞，血脉沉积成血瘀，脉道狭窄和血行不畅犹如榫卯相合，引发脉络瘀塞，所以除瘀塞、保通调，理应从通脉和化瘀两方面进行论治。

1. 通脉

目为肝窍，两者之间有经脉相连。脉络病变，病在络脉。目病以脏腑定位，责之于肝。《审视瑶函》论脉络瘀塞的病机，谓："目属肝，肝主怒，怒则火动痰生，痰火阻隔肝胆脉道，则通光之窍遂蔽。"将肝胆脉道瘀塞的机制剖析为气、火、痰、瘀四个环节。气郁、肝火、痰阻是病机转化过程，最后结局是血瘀。所以防治脉络瘀塞宜在不同阶段，针对主要病机，相机通络是十分重要的。

（1）疏肝通脉：肝气郁结，郁于本经，络脉拘急狭窄，脉道瘀滞，营气闭窒，用柴胡疏肝散（柴胡、枳壳、白芍、甘草、香附、川芎、陈皮）疏肝理气，并仿叶天士提出的辛润通络法，加当归尾、桃仁、泽兰、柏子仁等兼通血脉。全方顺畅血脉，药性平稳，适用于慢性眼病，久病入络，气机郁滞，血行不畅者。

（2）清肝通脉：肝气郁滞，郁久化火，脉络受损，络失通畅，津血外渗，宜清化肝热，予化肝煎（青皮、陈皮、芍药、牡丹皮、栀子、泽泻、土贝母）加夏枯草、黄芩、决明子、鸡血藤、丹参等。若阴血耗伤，加当归身、熟地黄、枸杞子、沙苑子；出血渗出，加生地黄、生牡蛎、三七粉。

（3）化痰通脉：肝旺脾虚，气火不调，痰浊内生，脉络瘀滞，予解郁逍遥散，解气郁、痰郁、血郁，使气机流畅，杜生痰之虑，加炒山楂、红曲、郁金、丹参活血降浊；热象偏重，加牡丹皮、栀子、夏枯草。纳少中满配合健脾助运之炒白术、鸡内金亦有利于促津液循行，化痰通络。

2. 化瘀

气郁、肝火、痰阻均能引起脉络狭窄，同时影响脉中血液循行致血行迟缓，形成瘀血。当出现瘀血阻滞病证，如暴盲、疼痛、肿块、出血时，即应活血化瘀，消除瘀血。历代眼科尤其注重肝在通调血脉中的作用，如《眼科启明》谓："凡眼目致病之由，必肝经血海有所窒碍。"并提出治外障从肝着眼；治内障，从肝肾着手，以调气活血为总纲，结合邪正盛衰，辨证用药。我们根据不同病因病机，将活血化瘀法按虚实寒热分类用于眼科临证。

（1）补气活血：肝血不足，肝气疏泄无力，或心血不足，血行迟缓，如王清任所言："血管无气，必停留而瘀。"气虚血瘀用补阳还五汤加葛根、党参、茺蔚子、三七粉。

（2）行气活血：肝郁气滞，气机不利，血行瘀塞，气滞血瘀，血府逐瘀汤主之。血不利则化为水，视网膜出血水肿明显者加茯苓、泽泻、生白术。

（3）清热逐瘀：肝热蕴蒸，郁于血分，血受热熬成瘀，热与血结，脉道不通，血热妄行，选四妙勇安汤合犀角地黄汤，或加紫草、地榆、侧柏叶凉血清解。

（4）温经化瘀：肝阳虚，温煦不足，寒主收引，血流瘀滞，选用当归四逆汤合桃红四物汤加黄芪、吴茱萸温肝散寒，活血化瘀。治阴寒凝结的肿块，可加化痰散结的半夏、胆南星等，作用更加全面。

脉络病变和血液病变可以互为因果、交叉、重叠，形成复合证，治疗可采取多种治法组合运用，可在主证主方的基础上，加针对其他兼证的专药或数方合用。通络药有辛润通络、藤类通络和活血通络等多种。其中活血通络和血瘀直接对证，常用的活血通络药有水蛭、地龙、土鳖虫、三七粉等；活血化瘀药有桃仁、红花、当归、芍药、三棱、莪术、丹参、苏木、川芎等。虽然两者在作用靶点上有差别，但在临床上经常相须为用，密不可分。如治疗视网膜静脉阻塞，中医辨证其基本病机是血瘀，其病理基础既有血管异常，也有血液成分的改变或血流动力学异常。老年患者素患阴虚阳亢者，发病初期清肝通络兼凉血散血；两到三周后不再有新出血，用活血化瘀兼行气通络药；晚期陈旧积血，痰瘀互结，用活血化瘀、化痰散结药，或加虫类药剔络。两类药物，总是配合在一起，共同发挥活血作用。所以在眼科血瘀证的治疗中，血脉同治，调理气血，是通调血脉、消除瘀塞的重要法则。

五、重权衡，守法度

宜和忌，"忌"更多是具有"慎"的意思，而不是废而不用。其实质在于组方用药时，一是要注意眼病的发病特点，二是要注意药物性味和病机治法相对应。古代，外障眼病尤其是感染性外障眼病是多发病，常见外眼红、肿、疱疹、疔肿、翳膜，主诉疼痛、畏光、流泪、干涩、刺痒等。刘完素立论谓："论目昏赤肿翳膜皆属于热。"张从正一言以蔽之："能治火者一句可了。"历代医家多从风、火立论。又因肝开窍于目，肝木主风，火眼皆由风引动，风动火烈，病势益重。因此出现了诸多清肝、泻心、清脾、泻肺、通腑泄热的方药，尤以清肝泻火、清热利湿方药最甚。祛风清热、清热解毒、清热利湿成了外障眼病的主要治法。即使是治疗内障眼病也常用清热解郁治法。宋元期间，寒凉派是眼科主流。后世明《一草亭目科全书》概括为："外障者，风凝热结血滞也，法当除风散热活血明目。"此论得到业内普遍认可。然而，自明以后，受温补派赵献可、张景岳等命门学说的影响，针对滥用寒凉出现的一些弊端，业内出现了争论。《目经大成·制药用药论》批判了时医"但见目病即作火论，概施寒剂"的谬误，仿张景岳将眼科常用方剂列为新八阵，重视温补。《目科捷径》立专篇"以儆独用古方清凉之弊"倡气血虚实阴阳寒热辨证，提出"凡治外障者总以散寒去滞为主""若内障必须温散加以补剂"，寒热之间南辕北辙。近代，疾病谱发生了明显变化。临床看诊中内障眼病的比率显著增高。对内、外障的治疗思路越发活跃，治疗方法、方药更加多样。外障眼病，尤其是角膜、结膜病变，表现为充血、肿胀、疼痛，实证居多，病因以风邪为首，风可夹寒、夹湿、夹热，可入里化热，可引起血滞。所以除风散热活血仍较常用，但亦不乏祛风散寒、养阴清热取效的病例。内障眼病常以视瞻昏渺、视物变形、视物易色、夜盲为主诉，外观无翳膜赤肿，虚证居多。而五风内障、瞳神紧小，症见视力下降、抱轮红、眼胀痛，虚实夹杂。治内障，以治肝为中心，疏肝、清肝、补肝、镇肝，兼以肃肺、清心、健脾、补肾，运用脏腑辨证、气血津液辨证，选药寒热并用。所以可在辨证的前提下化为互补，各有所取，完善眼科治法体系。尤其是中医眼科在退行性眼底病、自身免疫性疾病等疑难性眼病的治疗上显现出一定的优势，适宜的治疗方法是保证疗效的重要手段。

重权衡，即以阴平阳秘、气血平和为目标。临证中判断病机的动态变化，要点是寒热、虚实和气火的变化，及时评估治疗的得失，并按规律对治则治法做必要的调整。

寒热与病邪的性质和患者体质有关。例如外障红肿睁不开、疼痛难忍、羞明怕日、恶寒头痛鼻塞为风寒外袭，用四味大发散、八味大发散。若病起突然、暴发火眼、目赤肿胀、目痛而无头痛鼻塞等症，为风火攻目、伤于气血、气滞血凝所致，选用羌活胜风汤、菊花通圣散等加减。又有寒热错杂的证例，要注意主次有别，针对主病主证，同时注意兼病兼证，复合组方兼顾并治。例如，有一葡萄膜炎患者，经应用强的松龙、依木兰和环孢霉素等治疗，炎症基本控制，仅见视网膜血管充盈，但面色萎黄、全身乏力浮肿、口干、恶心、受凉后腹痛腹泻水样便。此证原系热毒血瘀，经治疗后药毒伤正，脾肾阳虚，呈上热下寒之势，取半夏泻心汤合乌梅丸加减，症状明显改善。

虚实反映邪正斗争的态势，在病程中是不断变化的。老年性黄斑变性，年老体衰、脏气虚损、气血不足是基本病机，但随着病程进展出现视网膜神经上皮、色素上皮浆液性脱离、脉络膜新生血管、视网膜出血渗出，形成痰湿、瘀血和积热，病理产物又成为新的病邪，病机转变为本虚标实，治法也随之改

·总论 中医眼科用药特色·

变，由补益肝肾、益气养血，转变为扶正祛邪、活血化瘀等。若失察，病机转化，则不能随机变化致治疗失当。

气火平衡是整体自稳，调控能力的反映。自身免疫性眼病，往往表现为气火失调、正气不足、调控失司、贼火乘之。"火与元气不两立，一胜则一负。"气虚证在应用补气药时，配伍和用量上要度量、权衡。例如，一例重症肌无力患者，双眼上睑下垂12年伴复视，行胸腺瘤切除术后常年服用溴吡斯的明，症情稳定。因修房劳累，父亲患病焦虑，致病情加重，睁不开眼、倦怠乏力、怕冷。前医予补中益气汤加麻黄12g，附子30g，细辛10g，紫河车12g等，服后眼症加重，且心烦夜不能眠，白天疲惫不堪。遂去麻黄、附子、细辛等辛热药物，予补中益气汤加生地黄、黄连、茯苓、知母。服后夜间安然入睡，白天疲劳感减轻，双上睑下垂减轻，左眼能间歇性睁开。眼型重症肌无力，基本病机是气虚中气下陷，应用补中益气汤对证有效。对重症兼阳虚者适当辅以温阳，稍加肉桂、干姜、附子，即"少火生气"之意。但用量过大过久，引起火盛反而伤气，即"壮火食气"。所以用药期间当审视病机，权衡利弊，用药要合乎法度是十分重要的。

（庄曾渊　盛倩）

各 论

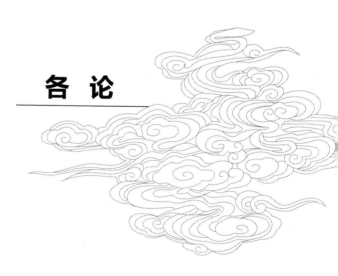

金液汤

除风散热行血滞
疗赤眼翳膜外障

【出处】《一草亭目科全书》。

【原方剂量】软前胡一钱，白桔梗八分，直防风一钱，川独活三分，京芍药一钱，肥知母五分，荆芥穗五分，苏薄荷六分，蔓荆子（炒研）七分，北柴胡（炒）一钱，片黄芩（炒）五分。咀片，水煎热服。

【心得剂量】前胡10g，桔梗8g，防风10g，独活10g，赤芍10g，知母10g，荆芥穗10g，薄荷6g，蔓荆子10g，柴胡10g，黄芩10g。

【功效】祛风清热，活血散滞。

【主治】外感风邪，内火上攻所致眼红、眼痛、眼肿的外障眼病。

【方义】

外感风邪
内火上攻
{ 眼红眼痛
眼睑肿胀
黑睛翳膜
头痛、眉骨痛 }
祛风清热
活血散滞
{ 荆芥穗、防风、独活—疏解风邪
蔓荆子、薄荷—疏散风邪，清利头目
柴胡、黄芩—清肝热
前胡、桔梗—调肺气，降气
赤芍—活血消肿
知母—滋阴防燥 }

【临床应用】

1. 单纯疱疹性病毒性角膜炎、上皮型浅层点状角膜炎、树枝状角膜炎。头痛眼痛，鼻塞流涕，畏光羞明流泪。

2. 流行性角结膜炎。发病急骤，眼红眼痛，眼睑红肿，热泪如汤，畏光羞明，眉棱骨痛，头痛鼻塞，耳前淋巴结肿大。

【心悟】

《一草亭目科全书·外障治法》谓："世谓眼病属火，然非外受风邪，眼必不病。因腠理为风邪所束，内火不得外泄，夹肝木而上奔眼窍，血随火行，故患赤眼。及时调治，自获全愈。倘日久不治，久治而无效，为粗工所误，遂成外障等症。外障者，风凝热积血滞也，法当除风散热，活血明目，须用加减金液汤主之。"说明本病系因外感风邪，热郁于内，血滞而起。外障多实，以肝经风热多见。诚如朱丹溪所言："实者眼目肿痛，肝经风热之甚也。"由于外感风邪，郁于肌表，内火不得外泄，夹肝木而上眼窍，血随火行，而致眼目红赤肿痛。治疗以疏散风邪，清解肝热，活血散滞为主，再随证加减。

原文也强调了加减用药之法。风寒重者，加羌活、川芎、白芷；泪多者加细辛、菊花；肿胀者，加葶苈子；痛甚者，加黄柏；红甚者，加连翘、桑白皮、牡丹皮、红花；翳膜者，加木贼、白蒺藜；翳障胬肉者，加石决明；昏懵者，加密蒙花、菊花；大眦红者，加栀子；小眦红者，加酸枣仁、远志、麦冬、菊花、生地黄、当归尾、熟地黄；内热甚者，大便闭结兼以体旺年少之人，酌加大黄，通后除去；如体虚者，须用加减地黄丸，空心服，饭后用金液汤。

肝为风木之脏，同气相求，风气通于肝。风邪外袭，肝经受邪，郁热不能疏泄，发为目赤肿痛。本方含正柴胡饮（柴胡、芍药、防风、陈皮、甘草、生姜）的主要成分。正柴胡饮可治感冒、流行性感冒之外感风寒轻证，症见微恶风寒、发热、头痛身痛等。金液汤在此基础上加薄荷、蔓荆子、前胡、桔梗辛凉疏解，清利头目，加知母、黄芩清热，退白睛红赤。因此，金液汤对感冒、流行性感冒患者出现眼红眼痛、畏光流泪者同样适宜。风为百病之长，在外感风邪时往往有其他外邪的兼夹。若风邪夹寒，风寒重，见发热恶寒、鼻塞头痛者，加羌活、白芷、川芎；若风邪夹热，风热重，见口渴咽干者，加金银花、连翘；若夹湿，肢体酸楚、沉重者，重用独活，加羌活。

（庄曾渊　柏梅）

羌活胜风汤

治风热不制之病
除目赤涕泪头痛

【出处】《原机启微》。

【原方剂量】白术五分，枳壳四分，羌活四分，川芎四分，白芷四分，独活四分，防风四分，前胡四分，桔梗四分，薄荷四分，荆芥三分，甘草三分，柴胡七分，黄芩五分。作一服，水二盏，煎至一盏，去滓热服。

【心得剂量】白术10g，枳壳10g，羌活10g，川芎8g，白芷10g，独活10g，防风10g，前胡10g，桔梗6g，薄荷10g，荆芥10g，生甘草6g，柴胡10g，黄芩10g。

【功效】祛风止痛，散热退翳。

【主治】外感风邪，肝胆积热所致眉棱骨痛，目赤肿胀，羞明紧涩，黑睛生翳，头痛，鼻塞流涕。

【方义】

外感风邪
肝胆积热
{
眉棱骨痛
目赤肿胀
眵多眊矂
紧涩羞明
黑睛生翳
头痛鼻塞
肿胀涕泪
}
祛风止痛
散热退翳
{
羌活、独活、荆芥、防风、白芷、川芎—祛风发散
薄荷、桔梗、前胡—清利头目
柴胡、黄芩—清肝解热
白术、枳壳—健脾和中
生甘草—调和诸药
}

【临床应用】

1. 细菌性结膜炎、病毒性结膜炎。头痛，鼻塞流涕，目赤肿胀，畏光羞明，流泪眼痛。

2. 流行性角结膜炎。发病急骤，眼红眼痛，眼睑红肿，热泪如汤，畏光羞明，眉棱骨痛，头痛鼻塞，耳前淋巴结肿大。

3. 麻痹性斜视。眼位偏斜，视一为二，发病之初伴头痛恶寒，关节酸痛，头晕恶心等。

【心悟】

羌活胜风汤（《原机启微》）治风热不制之病，谓："风动物而生于热……因热而招，是为外来，久热不散，感而自生，是为内发，内外为邪，惟病则一。"说明本病系因肝胆积热为本，热久生风或复感风邪而起。症见眵多眊瞍，紧涩羞明，赤脉贯睛，头痛鼻塞，肿胀涕泪，脑颠沉重，眉骨酸疼，外翳如云雾、丝缕、秤星、螺盖。所以，此处之风热并非温热病之风热之邪，而是肝经积热，因热而招，风热合邪。病势急剧，故曰不制。

本方组方特点有二，一是集诸多辛温发散药。如羌活、防风治太阳头痛，白芷治阳明头痛，川芎治少阳头痛，且川芎能升能散，升清阳散风寒，佐以薄荷、荆芥清利头目，同诸药上行解头面风邪。二是应用柴胡、黄芩清解肝胆积热。目为肝窍，肝胆积热，症见目赤多眵，紧涩翳障等，且风气通于肝易招外邪，合而发病。两组药互相配合，风邪外解，郁热疏泄，头目清利，目疾得愈。

本方主治为在表在经之邪，重视病变部位的经络所属，分经加减用药论治。如翳由内眦而出者，内眦为手足太阳之属，加蔓荆子、苍术；翳由锐眦而入者，锐眦为手足少阳、手太阳之属，加龙胆草、藁本，少加人参；自目系而下者系足厥阴、手少阴之属，倍加柴胡，加黄连；自抵过而上者，手太阳之属，加五味子。

本方与金液汤比较，两者均有祛风散热活血作用。然本方辛温发散力量较强，善治风邪外袭、头痛鼻塞较重的患者，而金液汤偏于清里热，外障眼病白睛红赤、肝肺热盛者适用。

（庄曾渊　盛倩）

柴胡复生汤

升阳疏风和气血
治正虚贼邪陷翳

【出处】《原机启微》。

【原方剂量】藁本三分半，川芎三分半，白芍药四分，蔓荆子三分半，羌活三分半，独活三分半，白芷三分半，柴胡六分，炙草四分，薄荷四分，桔梗四分，五味子二十粒，苍术五分，茯苓五分，黄芩五分。作一服，水二盏，煎至一盏，去滓，食后热服。

【心得剂量】藁本10g，川芎8g，白芍10g，蔓荆子10g，羌活10g，独活10g，白芷10g，柴胡10g，炙甘草6g，薄荷10g，桔梗8g，五味子6g，苍术10g，茯苓12g，黄芩10g。

【功效】升阳发散，和血退翳。

【主治】外感风邪，正气不足所致眼红眼痛眼肿，畏光羞明，泪多眵少，或常欲闭目，久视则酸痛，黑睛生翳，迁延反复，久不愈合。

【方义】

外感风邪
正气不足
{ 目赤羞明
脑颠沉重
眼痛头痛
眼睫无力
翳生陷下 }
升阳发散
和血退翳
{ 柴胡、藁本、羌活、独活、白芷—升清阳，祛贼邪
薄荷、桔梗、蔓荆子—清利头目
黄芩—清热
川芎、白芍—和气血
苍术、茯苓、炙甘草—健脾化湿
五味子—敛阴补气 }

【临床应用】

1. 流行性角结膜炎。双眼红肿疼痛，畏光，水样分泌物。同时或继发角膜病变，呈点状上皮下或浅基质层混浊，眼磨痛干涩，畏光加重。

2. 大疱性角膜病变。内眼手术、Fuchs 角膜内皮营养不良等引起角膜内皮损伤，角膜水肿，表面疱状隆起，水疱破裂后磨疼，异物感，畏光流泪，可加生黄芪、猪苓。

3. 视疲劳。阅读后眼球酸胀，眉棱骨痛，常欲闭目休息，四肢困倦，属气血不足，清阳不舒，凝滞作痛者。

【心悟】

《原机启微》中，本方治七情五贼劳役饥饱之病，曰："红赤羞明，泪多眵少，脑颠沉重，睛珠痛应太阳，眼睫无力，常欲垂闭，不敢久视，久视则酸痛，翳陷下，所陷者或圆或方，或长或短，如缕如锥如凿。"七情、饥饱、劳役三因为害。脾虚气弱，升降失司，阴火上乘，卫气不固，外邪入中，眼生翳障。此学说源自李东垣"诸脉者皆属于目论"："因心事烦冗，饮食失节，劳役过度致脾胃虚弱，心火大盛则百脉沸腾，血脉逆行，邪害空窍。"本方主治泪多、沉重、酸痛诸症，所感外邪以风寒夹湿为主。目赤、睛痛、有眵提示内有郁热。热从何来？一是气虚阴火，二是六气化火。翳者疮也，系热邪所致。因此，本方多用于治疗脾虚气弱，复感外邪所致的迁延反复难愈的角

膜病。

　　本方的着力点是升清阳，祛贼邪，和气血，退陷翳，是急则治标祛邪为主，缓则治本扶正为辅的方剂。风药的广泛应用是眼科的特点之一。本方中大队风药既升清阳，亦除贼风，扶正和祛邪两用，全凭药性，整体和局部兼顾，重在权衡。

　　本方和羌活胜风汤同出《原机启微》，辛温发散配苦寒清热。不同之处在于柴胡复生汤兼顾脾胃虚弱，以苍术、茯苓健脾固本化湿，对于体虚、病症反复发作者较为切用。此类方剂多偏温燥，若见口渴、心烦，可借鉴九味羌活汤（羌活、防风、川芎、苍术、细辛、白芷、生地黄、黄芩、甘草）制方法，佐生地黄甘寒养阴。正如顾松园所言："以升散诸药而臣以寒凉，则升者不峻，以寒凉之药而君以升散，则寒者不滞。"相互为用，相得益彰。

（庄曾渊　盛倩）

银翘散

辛凉透表散风热　清热解毒退翳膜

【出处】《温病条辨》。

【原方剂量】 连翘一两，银花一两，苦桔梗六钱，薄荷六钱，竹叶四钱，生甘草五钱，芥穗四钱，淡豆豉五钱，牛蒡子六钱。上杵为散，每服六钱，鲜苇根汤煎，香气大出，即取服，勿过煎。

【心得剂量】 连翘15g，金银花15g，桔梗6g，薄荷10g，竹叶10g，生甘草6g，荆芥穗10g，芦根15g，淡豆豉8g，牛蒡子10g。

【功效】 辛凉透表，清热解毒。

【主治】 风热外袭，表卫郁闭所致白睛赤肿，目流热泪，灼热刺痛，白睛出血，黑睛星翳。

【方义】

风热外袭 ┤ 白睛红赤 / 黑睛星翳 / 微恶风寒 / 咽痛咽红 ├ 辛凉透表 清热解毒 ┤ 金银花、连翘—疏散风热，清热解毒 / 薄荷、牛蒡子—轻宣透表，解毒利咽 / 荆芥穗、淡豆豉—辛散祛邪 / 芦根、竹叶—清热生津 / 桔梗、生甘草—利咽
卫表郁闭

【临床应用】

1. 流行性出血性结膜炎。流泪，灼热感，刺痛，睑球结膜

充血水肿，结膜下出血。

2. 单纯疱疹性病毒性角膜炎。畏光流泪，灼热刺痛，球结膜充血水肿，角膜点状或树枝状染色。

【心悟】

银翘散（《温病条辨》）治温病初起，但热不恶寒而渴，或微恶寒，头痛，咳嗽，咽痛，舌尖红，苔薄白或薄黄，脉浮数。本方所用药物均系清轻之品，加之用法强调"香气大出，即取服，勿过煎"，体现了吴鞠通"治上焦如羽，非轻莫举"的用药原则。在配伍上，该方于辛凉之中配伍少量辛温之品，既有利于透邪，又不悖辛凉之旨。同时方中疏散风邪药与清热解毒药相配，具有外散风热、内清热毒之功，构成疏清兼顾，以疏为主之剂。

眼表疾病如结膜、角膜的炎症初起，尤其是单纯疱疹性病毒性结膜炎，若见白睛红赤，黑睛星翳，畏光疼痛，热泪如汤，病因、病位、病性皆与一般风热外感无异，宜用银翘散。《眼科百问》曰："目之病，肝之病也。"眼科应用银翘散宜适当加用决明子、菊花、木贼等清肝明目药；结膜下出血可加栀子、牡丹皮、白茅根。

上述四方（金液汤、羌活胜风汤、柴胡复生汤、银翘散）常用于外障眼病见目赤肿痛、畏光流泪等症，但在证候的虚实、寒热各有不同。银翘散辛凉解表；金液汤、羌活胜风汤、柴胡复生汤辛温合辛凉共司发散；柴胡复生汤兼顾健脾，有补虚作用。

方从法出，法随证立。因为辨证方法不同，组方的理论依据和药物组成也就不同。羌活胜风汤、柴胡复生汤的创制显然

各论 银翘散

受张元素"分经论治"和李东垣脾胃学说的影响，强调脾胃之气和升散作用。从羌活胜风汤还可感悟到九味羌活汤治外感风寒湿邪内有蕴热证的印记。银翘散由清代温病大家吴鞠通创制，治温邪上受，首先犯肺。因此，对方义的理解必须结合历史条件、社会背景、作者的学术思想，这样才能有深刻的理解。不但学方，更能学法，才能举一反三，灵活运用。

（盛倩　庄曾渊）

菊花通圣散

表里双解除实热 暴发火眼大便结

【出处】《眼科集成》。

【原方剂量】麻黄四两，防风四两，荆芥六两，薄荷六两，石膏半斤，桔梗五两，连翘半斤，黄芩五两，滑石四两，栀子五两，芒硝三两，大黄二两，赤芍三两，当归三两，川芎二两，白术二两，甘草四两，羌活四两，黄连二两，刺蒺四两，菊花半斤。

【心得剂量】麻黄5g，防风10g，荆芥10g，薄荷10g，石膏10～30g，桔梗8g，连翘10g，黄芩10g，滑石10g，栀子10g，芒硝（不用），熟大黄8g，赤芍15g，当归10g，川芎10g，白术10g，生甘草3g，羌活10g，黄连10g，白蒺藜9g，菊花10g。

【功效】疏风通里，清热解毒。

【主治】风热壅盛，表里俱热所致暴发火眼，目赤肿痛，眵多黏稠，或血翳包睛，畏光流泪，头痛，尿黄便秘。

【方义】

风热壅盛 表里俱热 { 目赤肿痛 眵多黏稠 畏光流泪 尿黄便秘 } 疏风通里 清热解毒 { 防风、羌活、荆芥、麻黄、连翘、桔梗、菊花、薄荷、白蒺藜—疏解风热
石膏、黄芩、黄连—清肺胃之热
大黄、芒硝—泄热通便
栀子、滑石—清热利湿
当归、川芎、赤芍—养血和血
白术、生甘草—健脾和中 }

【临床应用】

急性细菌性结膜炎。起病急，症状重，结膜充血水肿，眵多黄黏或热泪如汤。重症结膜炎有假膜形成，或伴发热恶寒，口渴欲饮，小便黄赤，大便秘结等全身症状。

【心悟】

菊花通圣散由防风通圣散（《黄帝素问宣明论方》）加羌活、黄连、菊花、白蒺藜而成。《眼科集成》治暴发肿痛，亦治年久毒入经络，血丝云雾等症。防风通圣散系刘完素所制，疏风清热、泄热通便、治风热壅盛、表里俱实的代表方，通过解表、清热、攻下三管齐下，达到表里双解的目的。在眼科，防风通圣散又名双解散，用以治疗外障眼病表里俱实的实证、热证。

菊花通圣散较防风通圣散疏风清热的功能更胜一筹，常用于暴发火眼之重症，以发病急、病情重为辨证要点。风胜则痛，热胜则肿，赤肿而兼痛者为风火上攻，血凝气滞。暴发火眼，必内有积热，又为外风引动，风火交织而起病暴烈。黄庭镜曰："赤肿畏明，责火发心脾，痒痛眵泪，责风居肝胆。"积热以心肝之火为主，治火宜先治风，菊花、白蒺藜，既可祛风散热，又能清肝；羌活祛风止痛，善祛身半以上头目风邪；黄连清心，故菊花通圣散更适宜风火眼病的治疗。本方亦用于血翳包睛，起于椒疮、粟疮或外伤之后，赤脉从风轮周围向中央延伸，布满黑睛，久而成厚翳。

由于本方药量大，药性猛，一般应用时会减少药味，在疏风、清热、活血各组同类药中斟酌选用，若无便秘尿黄减大黄、芒硝、滑石。根据临床经验，天行赤眼重用赤芍加贯众、金银花；暴风客热加蒲公英、紫花地丁；角膜云翳加蝉蜕、谷精草、决明子等退翳明目。

（庄曾渊　杨海静）

八味大发散

辛温发散除风寒
外障头痛且恶寒

【出处】《眼科奇书》。

【原方剂量】麻绒一两至二两，蔓荆一两，藁本一两，北辛五钱或用一两，西羌活一两，北云风一两，白芷梢二两，川芎一两，老生姜八两或一斤为引。

【心得剂量】麻黄 8g，蔓荆子 10g，藁本 10g，细辛 3g，羌活 10g，防风 10g，白芷 10g，川芎 10g，生姜 10g。

【功效】发散风寒，退翳明目。

【主治】风寒束表所致眼睑浮肿，白睛水肿，充血色暗，或黑睛生翳，抱轮红赤，畏光流泪，眵少涕多，并见恶寒头痛，鼻塞，舌苔薄白，脉浮紧。

【方义】

$$
风寒束表
\begin{cases}
眼睑浮肿 \\
黑睛生翳 \\
恶寒头痛 \\
鼻塞涕多
\end{cases}
发散风寒\\退翳明目
\begin{cases}
麻黄、细辛、藁本、\\羌活、防风、白芷 \quad —辛温发散，祛风散寒 \\
蔓荆子—清利头目止痛 \\
川芎—温经活血止痛 \\
生姜—发散风寒为引
\end{cases}
$$

【临床应用】

结膜炎、角膜炎、虹膜睫状体炎等。症见恶寒头痛，鼻塞，舌苔薄白，脉浮紧。

【心悟】

八味大发散是《眼科奇书》治疗外障眼病的主方。《眼科奇书》认为"外障是寒"，故集大队辛温发散药发散风寒，退翳明目。《眼科奇书》在运用本方时有几个要点，应引起注意：①八味大发散用于外障初起，风寒外袭或曾用凉药外障不愈，风寒外束，内有郁热，非单纯热证者。②外障指眼红肿睁不开，疼痛难忍，满目红筋胬肉，羞明怕日，多眼泪，生眼眵，蟹睛（角膜穿孔，虹膜脱出），及头风灌目等症。③治疗中可根据病情加减，如黑睛云翳加蝉蜕；热泪多重用蔓荆子；白珠上红筋不去加桑白皮；目珠夜间胀痛不安加玄参、汉防己或夏枯草、香附；头风灌目，头顶如棒敲，目珠如针刺，疼痛难忍，重用细辛，加天麻；蟹睛加全蝎、僵蚕。④疗程中先祛寒后扶正。如服凉药补药，眼珠起翳者，八味大发散和补中益气汤交替应用。又有治外障虚证眼病，红肿疼痛，时发时好，头目昏晕，仍多冷泪，或黑珠上起坑窝，此是阴虚，先服大发散，将寒散尽，后用六味地黄汤加附子、柴胡、升麻、石斛、炙生姜，补益肝肾。所以八味大发散并非仅注重散寒，在加减用药和配合其他治法的应用中是十分灵活和实用的。

名老中医文日新提出眼易感风寒邪毒，阳气遏郁，寒凝为翳，或虽感热毒，但过服寒凉，血脉阻滞，邪气内陷，临床常见风轮障翳，虽见白睛红肿，畏光流泪，但有恶寒头痛，舌苔薄白，脉象浮紧者为风寒外束，火热不得外泄，上攻于目所致，应辛温"散其风寒，火热泄而痛自消"。其曾用辛温发散法治病毒性角膜炎：患者症见左眼黑睛有翳色黯，白睛紫胀，羞明多泪，头项强痛，恶寒发热，舌苔薄滑，脉浮紧，辨证为风寒外袭，冷翳凝睛，治以辛温解表，疏散风寒，予四味大发散

（麻黄、藁本、蔓荆子、细辛）合东垣羌活除翳汤加减（羌活10g，防风10g，荆芥10g，生地黄10g，当归10g，川椒6g，麻黄6g，川芎6g，黄柏6g，细辛3g）取效。名老中医刘大松认为本方具有祛风散寒，退翳消肿，止痒除湿作用，对外感风寒，或火热内郁，复被风寒之眼病有显著疗效，并概括其适应证是"眼病初起，眼睑浮肿，沙涩疼痛，羞明多泪，白睛浮壅，或黑睛生翳，眼眵稀少，兼见恶寒，头身痛，鼻塞，涕清泪冷，舌淡红，苔薄，脉浮"，以及外伤性眼病"有伤便是寒"，但见鼻塞流涕，恶风者均可应用。他们为辛温发散治疗外障眼病，尤其是临床应用八味大发散和四味大发散起到了示范作用。

《眼科奇书》认为外障是寒，用大发散将陈寒散净为要，不同于历来用除风、散热、活血治外障的常规。可能与学术传承、地区、体质有关。六淫致病以风为长，有夹热、夹寒、夹湿之别，宜详加辨识，决定用药。本方治外障眼病虽有白睛红肿，畏光流泪，但以恶寒头痛，舌苔薄白，脉浮紧为辨证依据，属风寒束表，阳气郁遏。若寒邪化热则应更方。

（庄曾渊　杨海静）

明目细辛汤

散风寒通利血脉
解外障怕日羞明

【出处】《审视瑶函》。

【原方剂量】川芎四分，藁本五分，当归身五分，白茯苓五分，红花二分，细辛二分，生地黄（酒制）六分，蔓荆子六分，防风一钱，羌活一钱，荆芥穗一钱，川花椒十粒、麻黄八分，桃仁（泡、去皮尖）十个。上剉剂。水二盅，煎至八分，去滓，临睡温服。

【心得剂量】川芎 10g，藁本 10g，当归身 10g，茯苓 10g，红花 8g，细辛 3g，生地黄 10g，蔓荆子 10g，防风 10g，羌活 10g，荆芥穗 10g，花椒 3g，麻黄 6g，桃仁 8g。

【功效】疏风散寒，活血明目。

【主治】风寒束表，血脉凝滞所致怕日羞明，目珠发赤微痛，眼睫成纽，眵糊多，目涩，眉攒肿闷，鼻塞等症。

【方义】

风寒束表
血脉凝滞 ｛ 羞明畏日
目赤微痛
怯寒鼻塞
眉攒肿闷 ｝ 疏风散寒
活血明目 ｛ 羌活、防风、荆芥穗、蔓荆子—疏风解表
麻黄、细辛、藁本、花椒—祛风散寒
当归身、川芎、生地黄、
桃仁、红花 ｝ —和血活血
茯苓—健脾宁心

【临床应用】

1. 感冒致眼酸胀、畏光症。双眼或单眼胀痛，羞明畏光，隐涩难开，视物久则模糊不清，或伴目赤流泪，眵多胶结，伴头痛鼻塞等症。

2. 角膜炎及前葡萄膜炎。畏光流泪，眼痛眼红，眼睑痉挛，头痛，眉攒肿闷，鼻塞等症。

【心悟】

明目细辛汤（《审视瑶函》）治"两目发赤微痛，羞明畏日，怯风寒，怕火，眼睫成绌，眵糊多，隐涩难开，眉攒肿闷，鼻塞，涕唾稠黏，大便微硬"。怕日羞明症，即目于明亮之处，痛涩畏避不能开。此症有虚实之分，若目不疼不赤肿而畏明者，是血虚胆汁不足，不能运精华敌阳光之故。而明目细辛汤所治的怕日羞明症，目疼并赤肿，是由风寒束表，血脉凝滞所致，属实证。

风寒束表，卫气不宣，故怯风寒、鼻塞；寒凝筋脉，气机不舒，经气不利，故眉攒肿闷；血遇寒则凝，肝血不能正常濡养目珠，目中精华无以敌阳光，故双眼于明亮处痛涩、畏光、不能睁开。寒邪入里有化热之势，故目珠发赤微痛，眼睫成绌，眵糊多，涕唾黏稠，大便微硬。全方重用疏风解表药，发散风寒邪气，邪气去则气血运行正常，配以行血活血之药，使血脉通利，气血调和，目得血养，可敌阳光，怕日羞明症状可去。

本方和八味大发散比较，两方都含有麻黄、蔓荆子、藁本、细辛、羌活、川芎，能发散风寒、祛风止痛。本方少白芷，增加了荆芥穗、当归身、生地黄、桃仁、红花、茯苓、花椒，更善活血化瘀，温通经脉。因此，本方还可用于"血为邪胜凝而不行之病"，症见上下睑青紫，状若瘀斑。

　　《目经大成》怕热羞明症按病机分为三类：暴发而怕热为有余，羞明与久患为不足，不痛无泪为血虚。有余用抑青丸（黄连、吴茱萸、羊肝），不足用滋阴地黄丸（生地黄、当归、枸杞子、麦冬、人参、肉苁蓉、天冬、五味子、白芍、女贞子），血虚用平气和衷汤（人参、地骨皮、枸杞子、天冬、麦冬、五味子、附子、肉桂、当归、生地黄、甘草、知母）。上述"不足"与"血虚"所致怕热羞明症，为不疼不赤肿之虚证，多见于内障眼病。一些眼底病变如视锥细胞营养障碍、Stargart病、晚期视网膜色素变性等，多伴中心视力下降，色觉障碍，引起羞明、昼盲，可应用上述治法辨证用药。

（李欣　庄曾渊）

【出处】《银海精微》。

【原方剂量】藁本、乌蛇、防风、羌活、白芍药、川芎、细辛。上浸酒，煎服亦可。

【心得剂量】藁本 10g，乌梢蛇 6g，防风 10g，羌活 10g，白芍 10g，川芎 10g，细辛 3g。

【功效】祛风止痒，和营通滞。

【主治】风毒上攻，营卫不和所致目痒，遇风加重，伴胞睑、白睛肿胀。

【方义】

$$
\left.\begin{matrix}风毒上攻\\营卫不和\end{matrix}\right\}
\left.\begin{matrix}目痒明显\\迎风痒极\\白睛肿胀\end{matrix}\right\}
\left.\begin{matrix}祛风止痒\\和营通滞\end{matrix}\right\}
\begin{matrix}羌活、防风、藁本、细辛—祛风止痒\\川芎、白芍—和营通滞\\乌梢蛇—搜风通络止痒\end{matrix}
$$

【临床应用】

1. 春季卡他性结膜炎。春夏季节发病，眼痒难忍，畏光怕风，结膜微显污红色。

2. 特应性角结膜炎。眼痒较重，遇风痒甚，畏光流泪，结膜水肿，睫状充血，角膜点状混浊，角膜血管翳，眼睑皮肤苔藓化，常伴特应性皮炎。

【心悟】

藁本乌蛇汤（《银海精微》）治患眼遇风痒极。肝虚外合风热，胆经风毒上冲入眼，遂遇风即痒。目痒作为一个症状，可发生在许多眼病，常见于变应性结膜炎，包括特应性角结膜炎、春季卡他性结膜炎、巨乳头性结膜炎等，表现为持续性瘙痒，甚至奇痒难忍。慢性卡他性结膜炎、沙眼等结膜疾病，亦可引起目痒，但程度比较轻。中医学属"时复症""痒如虫行"等病症。

关于目痒的病因病机，《审视瑶函》言："痒有因风，因火，因血虚而痒者。"《证治准绳·七窍门》言："痒极之患，病源非一，有风邪之痒，有血虚气动之痒，有虚火入络，邪气行动之痒，有邪退火息，气血得行，脉络通畅而痒。"目痒多由风邪走窜，火邪入络，或血虚生风所致。其中风邪为首，风邪躁动，营卫不和则致目痒，再有夹火、夹虚之别。目痒伴白睛赤肿，每年复发为风邪外袭引动肺胃伏热。目痒伴皮肤湿烂红肿为风夹湿热。目痒伴干涩，皮肤皲裂为血虚生风。

本方以白芍、川芎和营通滞，配羌活、防风、藁本、细辛祛风，加入乌梢蛇是其特点。《本草纲目》言乌梢蛇主治"诸风顽痹，皮肤不仁，风瘙瘾疹，疥癣"，功善搜风通络止痒。本方适用于风毒上攻，营卫不和所致目痒，特别是合并特应性皮炎，如湿疹样皮肤改变，眼睑慢性湿疹的患者。临证以祛风止痒为基础，随证加减。如风毒症状不重，不伴有全身性特应性皮炎者可去乌梢蛇；目痒伴有角膜斑翳生成，改乌梢蛇为蛇蜕退翳明目；角结膜胶样增生明显者，加桑白皮、黄芩、赤芍清热泻肺散瘀。

（柏梅　盛倩　庄曾渊）

消风散

除风湿浸淫血脉
止湿疹瘙痒不绝

【出处】《外科正宗》。

【原方剂量】当归一钱，生地一钱，防风一钱，蝉脱一钱，知母一钱，苦参一钱，胡麻一钱，荆芥一钱，苍术一钱，牛蒡子一钱，石膏一钱，甘草五分，木通五分。水二盅，煎至八分，食远服。

【心得剂量】当归10g，生地黄10g，防风10g，蝉蜕10g，知母10g，苦参10g，亚麻子10g，荆芥10g，苍术10g，牛蒡子10g，石膏10g，生甘草3g，木通（不用）。

【功效】养血祛风，清热燥湿。

【主治】风湿相搏，湿热阻络所致目痒、红疹，伴红肿、渗出、糜烂等症。

【方义】

风湿相搏 { 目痒红疹 { 养血祛风
湿热阻络 { 渗出糜烂 { 清热燥湿

- 荆芥、防风、牛蒡子、蝉蜕—祛风透疹
- 苍术、苦参、木通—燥湿止痒
- 石膏、知母—清热
- 当归、生地黄、胡麻仁—养血润燥
- 生甘草—调和诸药

【临床应用】

1. 眼睑皮肤湿疹。自感发痒及烧灼感，眼睑皮肤红肿，出现丘疹、水疱或脓疱，继则糜烂结痂，最终脱屑。

2. 鳞屑性睑缘炎、溃疡性睑缘炎、眦部睑缘炎。奇痒，刺痛，渗出糜烂。根据不同睑缘炎类型加减用药。

【心悟】

消风散（《外科正宗》）治"风湿浸淫血脉，致生疮疥，瘙痒不绝，及大人小儿风热瘾疹，遍身云片斑点，乍有乍无并效"。"瘙痒不绝"是本方所治病症的主要临床表现，故多用于过敏性眼睑皮肤炎。在病因上主要责之于风湿热搏，临床除表现为瘙痒外，还可见红肿、渗出、糜烂等症，故治疗上祛风、燥湿、清热并重。本方所治眼病多发生于胞睑及白睛，方中石膏、知母清肺胃实火，十分适宜。在此基础上，若目赤血热盛可加赤芍、牡丹皮、紫草；若红赤肿痛明显，热毒炽盛可加蒲公英、连翘；若皮肤渗液多，眼眵胶着，湿重者加白鲜皮、土茯苓、地肤子、车前子。

方中当归、生地黄、胡麻仁的配伍，体现的是"治风先治血，血行风自灭"的要义。《一草亭目科全书·外障治法》所言："外障者，风凝热积血滞也，法当除风散热，活血明目。"风为百病之长，常兼其他邪气侵袭人体，每易导致络脉痹阻，气血运行不畅。若机体气血通畅，血脉畅达，风邪自可随血之运行而消散。即如《医方集解》所言："气通则血活，血活则风散。"另外，风药本身亦多辛温香燥，易耗伤阴血，故"风药多燥，表药多散，故疏风必先养血"。当归、生地黄、白芍是常用的养血散滞药。

《外科正宗》消风散中有胡麻仁。从历代中药学专著及调配实践中看，"胡麻仁"可能与黑芝麻、火麻仁、亚麻子三种药物有关。三者虽然均能润肠通便，但黑芝麻入肝肾经，长于补肝肾润五脏；火麻仁长于利大肠风热燥结；《中国药典》记载亚麻子润燥，祛风，用于肠燥便秘，皮肤干燥瘙痒，毛发枯萎脱落。由此可见，《外科正宗》消风散中的胡麻仁，临证处方当以亚麻子为宜。至于木通，临床上可以淡竹叶、通草或滑石取而代之，避免对肾脏的损伤。

（盛倩　庄曾渊）

【出处】《原机启微》。

【原方剂量】蛇蜕、草决明、川芎、荆芥穗、蒺藜（炒）、谷精草、菊花、防风、羌活、密蒙花、甘草（炙）、蔓荆子、木贼草、山栀子、黄芩各等分，为细末，每服二钱，食后临睡，热茶清调下。

【心得剂量】蛇蜕6g，决明子10g，川芎10g，荆芥穗10g，白蒺藜9g，谷精草10g，菊花10g，防风10g，羌活10g，密蒙花10g，炙甘草6g，蔓荆子10g，木贼6g，栀子10g，黄芩10g。

【功效】祛风清热，退翳明目。

【主治】风热壅盛所致翼状胬肉，赤脉贯睛，赤膜下垂，血翳胞睛，赤涩刺痛，眵泪羞明。

【方义】

风热壅盛	胬肉攀睛 赤脉贯睛 赤涩刺痛 羞明难睁 黑睛翳膜	祛风清热 退翳明目	蛇蜕、木贼、谷精草、密蒙花、决明子、白蒺藜——散肝经风热，明目退翳
			荆芥穗、防风、羌活、蔓荆子、菊花——祛风发散
			栀子、黄芩——苦寒清热
			川芎——祛风散邪，活血止痛
			炙甘草——调和诸药

【临床应用】

1. 翼状胬肉活动期。局部结膜隆起肥厚，胬肉头部呈结节或疱状改变，充血肥厚，浸润进展，侵入角膜，眵泪羞明，干涩刺痒。

2. 翼状胬肉术后围手术期。眼红、干涩、刺痒。

3. 角膜血管翳、角膜新翳。眵泪羞明，沙涩磨痛，眼睑痉挛，不欲睁眼。

【心悟】

栀子胜奇散（《原机启微》）治阳跷受邪，内眦即生赤脉缕缕，根生瘀肉，瘀肉生黄赤脂，脂横浸黑睛，渐蚀神水，锐眦亦然，俗名攀睛，并有眵泪，羞涩难开，是肺经瘀积，流金凌木所致。兼锐眦而病者，是手太阳小肠之脉并病之故，且病必轻于内眦，多仅有局部瘀肉而少有攀睛。《眼科纂要》将胬肉攀睛的病程分为两个阶段，谓："大小眦有红筋者，攀睛也。白仁上生肉如珠者，胬肉也。"从形态上看，《眼科纂要》之"攀睛"相当于翼状胬肉，而"胬肉"则可能是睑裂斑。

翼状胬肉静止期和睑裂斑可不作治疗。翼状胬肉活动期，胬肉充血肥厚，侵入黑睛，伴见眵泪，羞涩难开，宜栀子胜奇散去木贼、蛇蜕加黄连、赤芍、连翘增强清热散瘀消肿之功。栀子胜奇散以决明子、木贼、白蒺藜合栀子、黄芩清肝热，合荆芥穗、防风、羌活、蔓荆子、菊花散风邪，并配伍大队明目退翳药，故临床还可用于治疗翼状胬肉术后余邪未清、眼红、干涩、刺痒等症。角膜血管翳、角膜新翳等病，病势已退，余邪未尽，仍有些许畏光紧涩者，亦可用本方退翳明目，祛风清热。

（盛倩　庄曾渊）

防风散结汤

行血通络散瘀积

肉疣手术善后服

【出处】《原机启微》。

【原方剂量】防风五分，羌活五分，白芍药五分，归尾五分，红花少许，苏木少许，茯苓五分，苍术五分，独活五分，前胡五分，黄芩五分，炙草六分，防己六分。作一服，水二盏，煎至一盏，热服，渣再煎。（注：上睑加黄连、柴胡；下睑加藁本、蔓荆子）

【心得剂量】防风 10g，羌活 10g，白芍 10g，当归尾 10g，红花 8g，苏木 10g，茯苓 10g，苍术 10g，独活 10g，前胡 10g，黄芩 10g，炙甘草 3g，防己 10g。

【功效】疏风散结，行血化滞。

【主治】上下睑肉疣手术后气血不和，邪客经络所致红肿疼痛者。

【方义】

气血不和 ｛皮色红肿 邪客经络 ｛创口疼痛 ｝疏风散结 行血化滞 ｛羌活、防风、前胡、独活—升阳发散，祛风止痛 当归尾、白芍、红花、苏木—活血行血化瘀 茯苓、苍术、防己、黄芩—清热除湿 炙甘草—调和诸药

【临床应用】

霰粒肿、结膜肉芽肿等术后症见红肿疼痛者。

【心悟】

本方出自《原机启微》，治血气不分混而遂结之病："目上下睑隐起肉疣，用手法除病后服之。"是典型围手术期用药。清《目经大成》防风散结汤（防风、荆芥、独活、红花、苏木、当归、蒲黄、滑石、桑白皮、蚕沙、石斛、土茯苓、白芍）治金刀除蚬肉毕，亦为术后用药，亦具有活血行血，祛风清热利湿的作用，且清热除湿药效更甚，其在活血药中加蒲黄（生蒲黄止血，行血化瘀，止血不留瘀，炒用收涩止血），对术后有渗血者尤为适用。

中医术后用药在《秘传眼科龙木论》金针拨障术后章节有记载，到《审视瑶函》对术后用药做了详细分类，谓："瞳神有油气不清，当平肝气。用槟榔、枳壳、柴胡之类；作呕吐，用藿香、淡豆豉、姜制厚朴、半夏之类""太阳头痛，用防风、白芷、羌活、石膏之类""白睛赤，用柴胡、红花、赤芍、归尾、栀仁、桑皮、防风之类""受热致瞳神细小者，用寒水石、当归、黄连、麦冬、茺蔚子、柴胡、炒栀仁之类"。以上内容至今在临床上仍有参考意义。

另外《审视瑶函》亦有防风散结汤（玄参、前胡、赤芍、黄芩、桔梗、防风、土贝母、苍术、白芷、陈皮、天花粉），功能清热解毒，化痰散结，治睥生痰核，皮外觉肿如豆，睥内坚实有形，由痰火结滞而成者，适用于治疗霰粒肿初期。本方与《原机启微》防风散结汤名同实异，适应证完全不同。

"目疣"和"鸡冠蚬肉"均为中医病名。《审视瑶函》言目疣："此症或眼皮上下，生出一小核是也。乃脾胃痰气所致。"鸡冠蚬肉，"其状色紫如肉，形类鸡冠蚬肉者，即是。多生睥眦之间，后害及气轮，而尽掩于目"。根据形态和发病部位推测肉疣和霰粒肿相关，鸡冠蚬肉可能和翼状胬肉、结膜皮样脂肪瘤、结膜乳头状瘤、结膜鳞状细胞癌等有关，在临症中根据检查所见和组织病理学检查确定诊断。

（庄曾渊　盛倩）

正容汤
解风痰筋膜拘急
整视歧仪容不正

【出处】《审视瑶函》。

【原方剂量】羌活、白附子、防风、秦艽、胆星、白僵蚕、半夏（制）、木瓜、甘草、黄松节（即茯神心木）各等分，上剉剂，白水二盅，生姜三片，煎至八分，去滓，加酒一杯服之。

【心得剂量】羌活 10g，白附子 10g，防风 10g，秦艽 10g，胆南星 6g，僵蚕 10g，姜半夏 10g，木瓜 10g，生甘草 6g，黄松节 10g。

【功效】祛风解痉，化痰通络。

【主治】风痰入络，筋脉失养所致眼位偏斜，视一为二，眼球转动受限，眼睑痉挛，口眼㖞斜。

【方义】

风痰入络 筋膜失养 { 眼位偏斜 口眼㖞斜 胞睑振跳 } 祛风解痉 化痰通络 { 羌活、防风—祛风通络
白附子、僵蚕—祛风化痰止痉
秦艽—祛风除湿荣筋
胆南星、姜半夏—化痰通络
木瓜、黄松节—舒筋
生甘草—调和诸药 }

【临床应用】

1. 麻痹性斜视。眼球向麻痹肌一侧运动受限，偏向对侧，

视一为二。若为动眼神经麻痹，可能有上睑下垂，瞳孔散大，发病急骤，头晕目眩，视物昏花，恶心呕吐，步履不稳，或有流行性感冒发病史。

2. 眼轮匝肌痉挛。双眼眼睑不自主跳动，甚至在情绪紧张时睁不开眼，伴头痛头胀、眩晕心悸。

3. 周围性面神经麻痹。面部当风受凉后，一侧面部肌肉松弛，口眼鼻唇沟向对侧歪斜，表情呆滞，眼睑不能闭合流泪，嘴角塌下流涎，语言不清。

【心悟】

正容汤（《审视瑶函》）治"口眼㖞斜，仪容不正"。出自《审视瑶函》认为目为肝窍，风邪伤人首先损目，可因部位轻重不同引发多种眼病。目偏视或口眼㖞斜，均和风邪牵拽有关，故眼科临床，本方常用于麻痹性斜视和周围性面神经麻痹风痰阻络证的治疗。

风分内外。外风源自六淫，络脉空虚，风邪乘虚侵入，即内虚邪中。内风缘于肝肾阴虚，精血内耗，肝阳偏亢，肝风内动。外风可引动内风，内风易感召外风，治疗中相互关联，互相影响。本方证多先外感风邪，邪中经络，或平素肝阳偏亢以致风痰内生，阻于经络，筋脉失养，不用而弛，而对侧经络通利，筋脉舒缩正常。相对而言，筋脉弛者松，眼位或口眼向健侧㖞斜，久之健侧因舒缩失衡而挛急振跳，症同内风。

本方应用辛散祛风的羌活、防风、秦艽、白附子、僵蚕，作用有二：一为祛邪，将风邪从经络中祛除；二为散结，风痰化热伤阴，血脉瘀结，辛散通络。临床应用中，祛风药作用突出。在病程的不同阶段，用药的重点有所差别。羌活、防风、秦艽祛风通络，合姜半夏、胆南星化痰通络，在早期更为必需。

白附子、僵蚕祛风痰解痉，合木瓜、黄松节舒筋，更偏重于治疗㖞斜日久。两组药物相须相使，作用更加全面。至于病程较长，应加当归、白芍、川芎、鸡血藤等养血药，既能养血荣筋，恢复病侧筋脉功能，又能养血解痉，使健侧筋脉功能回归平衡。

关于㖞斜不遂，古人强调"受邪之处，筋脉不用而缓。无邪之处，正气独治而急……是以左㖞者邪反在右，右㖞者邪反在左"，与现代观察完全一致。足见眼科先贤对疾病观察之仔细，治疗之周全。

（庄曾渊　盛倩）

【出处】《普济方》。

【原方剂量】石决明一两，草决明（炒）半两，羌活半两，山栀子半两，大黄（煨）、荆芥一分，木贼、青葙子、芍药各等分，麦门冬（原方无剂量）。

【心得剂量】石决明15g，决明子15g，羌活10g，栀子10g，熟大黄6g，荆芥10g，木贼10g，青葙子10g，赤芍15g，麦冬10g。

【功效】清肝泻火，疏风退翳。

【主治】肝热上壅所致黑睛生翳，抱轮红赤，肿痛流泪，口干口苦，大便干结。

【方义】

肝热上壅 { 黑睛生翳 抱轮红赤 肿痛流泪 } 清肝泻火 疏风退翳 { 石决明、决明子、木贼、青葙子—清肝明目退翳
栀子、熟大黄、赤芍—气血同清，凉血消肿
羌活、荆芥—疏风散邪
麦冬—治热病耗气伤阴 }

【临床应用】

角膜炎、角膜损伤、角膜溃疡。眼红眼痛、畏光流泪、口干口苦、大便干结。

【心悟】

石决明散（《普济方》）治"赤肿，疼痛怕日，泪涩难开，忽生翳膜"。《医学入门·杂病用药赋》以石决明散治"肝热因劳用力，眼赤肿痛，忽生翳膜，或初患一目，后两目齐患，或伤寒后热眼，食毒上壅，或脾热睑内如鸡冠蚬肉，或蟹睛疼痛，或旋螺尖起，或神祟太阳穴掣痛，或被物撞打"。眼科名家陈达夫认为石决明散一是治疗足阳明胃里实热证，"下睑隙间，渐起一片胬肉，既不黏下睑，又不连白珠，翻睑则向外胬，如鸡冠，如蚬肉者"。二是治疗足厥阴肝里热实证，"头痛现厥阴证，风轮内突出一点黑珠，光如蟹目，叫作蟹睛，须急治疗，主以石决明散"。三是治疗目刺伤、撞伤、炸伤损破风轮者。

黑睛生翳无论轻重，总属于肝热。木旺侮金则气轮血丝满布，目赤肿痛。本方以石决明清热退翳明目，合木贼、青葙子、决明子清肝热；合栀子、熟大黄、赤芍凉血泻火，消肿止痛；合羌活、荆芥疏风止泪；配麦冬补肺气，以治热病耗气伤阴。全方清肝力量较强，适宜于黑睛生翳初期，炎症浸润，角膜混浊，即所谓新翳，肿痛畏光流泪等刺激症状明显，肝热清则疮翳自消。石决明散总为肝热上壅黑睛而设，若肝胆实火上攻目窍，黑睛生翳溃陷，目赤肿痛头痛明显，或伴黄液上冲，则当选用龙胆泻肝汤。

石决明、决明子是眼科退翳明目方中最常见的药对。石决明平肝潜阳，清热明目，决明子清肝明目，疏风退翳，两药相须为用，均入足厥阴肝经，既能清热平肝，又能补益肝阴而平肝阳，无论肝经风热，肝热壅盛，或血虚肝阳上亢所致目赤肿痛，羞明流泪，翳膜遮睛均可选用。除石决明散、菊花决明散治实证翳膜外，猪肝散（《眼科百问》）以石决明、决明子合密蒙花、谷精草、千里光、青黛、胡黄连、猪肝治小儿肝虚雀目，系疳积致肝热上攻所致，展示了石决明、决明子与猪肝配伍，具清肝养血、退翳明目的作用，适用于气血不足的黑睛病变。

（盛倩　庄曾渊）

菊花决明散

散肝经风热翳障
畏光流泪睑难开

【出处】《原机启微》。

【原方剂量】草决明半两，石决明（东流水煮一伏时，另研极细入药）半两，木贼草半两，防风半两，羌活半两，蔓荆子半两，甘菊花半两，甘草（炙）半两，川芎半两，石膏（另研极细入药）半两，黄芩半两。为细末。每服二钱，水盏半，煎八分，食后连末服。

【心得剂量】决明子 10g，石决明 15g，木贼 6g，防风 10g，羌活 10g，蔓荆子 10g，菊花 10g，炙甘草 6g，川芎 10g，石膏 15g，黄芩 10g。

【功效】疏风清肝，明目退翳。

【主治】肝经风热所致黑睛生翳，抱轮红赤，目痛流泪，畏光羞涩等症。

【方义】

$$
肝经风热 \begin{cases} 黑睛生翳 \\ 抱轮红赤 \\ 目痛流泪 \\ 畏光羞涩 \end{cases} \begin{matrix} 疏风清肝 \\ 明目退翳 \end{matrix} \begin{cases} 决明子、石决明、木贼—清肝明目退翳 \\ 防风、羌活、蔓荆子、菊花—疏散风热 \\ 黄芩、石膏—清上焦热 \\ 川芎、炙甘草—和气顺血 \end{cases}
$$

【临床应用】

1. 周边性角膜溃疡。溃疡位于角膜的周边部，与角膜缘之间有 1～2mm 透明带，常伴溃疡性睑缘炎。目赤流泪疼痛，畏光羞涩，头痛眼胀，口渴喜饮。

2. 角膜移植术后排斥反应。目赤疼痛，赤脉遮睛，畏光流泪，口干口苦。

【心悟】

菊花决明散（《原机启微》）治"目久病，白睛微变青色，黑睛稍带白色，黑白之间，赤环如带，谓之抱轮红。视物不明，昏如雾露中。睛珠高低不平，其色如死。甚不光泽。口干舌苦，眵多羞涩。上焦应有热邪。"抱轮红赤（睫状充血）常见于角膜炎、巩膜炎、虹膜睫状体炎，若同时具有黑睛形态色泽改变，则明确是角膜病变。本方以决明子、石决明、木贼清肝明目除翳为君，适用于周边性角膜溃疡如卡他性角膜溃疡、因葡萄球菌睑缘炎引起的周边部角膜免疫性炎症，以及角膜移植术排斥反应等。本方以菊花冠名，亦是强调本方功善疏风清热，重在疏解肝经风热。

本方配伍形式与石决明散类似，均以石决明、决明子、木贼配伍风药，疏散肝经风热。不同的是，菊花决明散以防风、羌活、蔓荆子、菊花配黄芩、石膏，善于清散风邪，治畏光、流泪较甚。而石决明散是针对肝热上壅而设，以石决明、决明子、木贼、青葙子合栀子、大黄、赤芍，气血同清，清肝力量更强，所治病症热势更重，肿痛更为明显。石膏和大黄是区别两方差异的着眼点。菊花决明散中石膏善清热止渴，配黄芩清解肺热，且有清散作用。而石决明散中大黄通腑泄热，配栀子清热泻火，治里实热结，具有泻下作用。所以菊花决明散适用于目赤流泪、头痛、口渴之肝经风热证；亦可治肺经先受邪，后移热于肝，致黑睛生翳，肺热未清，肺肝同病之证。石决明散则适用于黑睛生翳，赤脉充盈，眼痛流泪，大便秘结之肝热壅盛证。

菊花决明散和决明益阴丸同治内急外弛之病，睫毛倒刺，黑睛生翳。决明益阴丸（羌活、独活、黄连、防风、黄芩、当归尾、五味子、石决明、决明子、甘草、黄柏、知母）中黄连、黄芩清热解毒，去贼火；知母、黄柏滋阴降火；五味子滋肾生津益气，全方益水抑火，适用于肝热较甚，肾水不足，畏日恶火，沙涩难开，眵泪俱多诸症，亦治七情五贼劳役饥饱致脾胃虚弱，阴血不足，翳久难愈的角膜病变。

（盛倩　庄曾渊）

·各论　菊花决明散·

消风养血汤

退肝热瘀滞翳障

目珠肿胀痛拒按

【出处】《医方集解》。

【原方剂量】荆芥五分，蔓荆子五分，菊花五分，白芷五分，麻黄五分，防风五分，桃仁（去皮尖）五分，红花（酒炒）五分，川芎五分，当归（酒洗）一钱，白芍（酒炒）一钱，草决明一钱，石决明一钱，甘草一钱。

【心得剂量】荆芥 10g，蔓荆子 10g，菊花 10g，白芷 10g，麻黄 5g，防风 10g，桃仁 8g，红花 10g，川芎 10g，当归 10g，白芍 15g，决明子 10g，石决明 10g，生甘草 6g。

【功效】清肝泻火，化瘀止痛。

【主治】肝热瘀滞所致黑睛四周赤肿隆起，白睛赤丝红脉，目珠胀痛拒按，畏光流泪。

【方义】

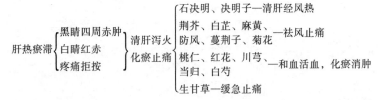

【临床应用】

1. 角膜边缘溃疡，如风湿性关节炎患者的角膜周边溃疡。

眼痛，畏光流泪，视力模糊，角膜缘散在片状浸润溃疡，球结膜水肿，睫状充血或混合充血，可伴头痛、眉骨痛。

2. 流行性角结膜炎、流行性出血性结膜炎。球结膜高度充血水肿，睑结膜滤泡增生，角膜损害引起畏光磨痛。

【心悟】

消风养血汤（《医方集解》）治目赤肿痛，谓："风热伤血则赤，风热作实则肿，风热攻注则痛。"应用本方以达到瘀祛血活则肿消，风散热清而痛止的目的。

眼科论风热分外感和内生两种。外感风邪，因风生热，风胜于热，症见头痛鼻塞，眉骨酸痛，畏光流泪；热胜于风，症见头目昏热，无时热泪，目珠刺痛，口舌干燥，溲黄便结；风热俱胜，症见暴发红赤，热泪不止，头胀昏沉，目珠刺痛，眼睑痉挛。外感风热，治宜清散。若本无外感，因肝火上炎而为肿为痛，亦称风热，此为因热极而生风，病位在眼，属肝经风热，热结血壅，症见胞睑肿胀，目珠胀痛拒按，白睛赤丝红脉，黑睛四周赤肿隆起，治宜清降。消风养血汤除石决明、决明子合大队风药清肝经风热，更配桃仁、红花、当归、川芎、白芍，功善活血化瘀，对肝热瘀滞者十分合适。治疗中可与黄连解毒汤合用增强清热解毒作用，效果更好。

本方与石决明散、菊花决明散比较。三方都以石决明、决明子配风药清肝热治疗黑睛病变。唯消风养血汤配大队活血化瘀药，能活血化瘀，消肿止痛，对角膜边缘溃疡、角巩膜缘红肿隆起、疼痛拒按最为适宜。

（盛倩　庄曾渊）

消翳汤

宿翳无火气血滞
活血㿠发退浮翳

【出处】《眼科纂要》。

【原方剂量】消翳汤中木贼柴，羌活生地蔓荆偕，归芎甘草蒙花入，荆芥理风翳自揩。

【心得剂量】木贼 6g，柴胡 10g，羌活 10g，生地黄 15g，蔓荆子 10g，当归 10g，川芎 10g，生甘草 6g，密蒙花 10g，荆芥 10g。

【功效】疏风养血，退翳明目。

【主治】风热外袭，气血凝滞所致宿翳，表面光滑，边界清楚，充血趋消，疼痛已止。

【方义】

风热外袭　黑睛宿翳　疏风养血　柴胡、羌活、荆芥、蔓荆子—辛散肝经余邪
气血凝滞　视物昏渺　退翳明目　生地黄、当归、川芎—养血活血明目
　　　　　　　　　　　　　　　密蒙花、木贼—清肝退翳
　　　　　　　　　　　　　　　生甘草—调和诸药

【临床应用】

1. 角膜炎、角膜溃疡痊愈后遗下斑翳。眼干涩昏花，目翳难消。

2. 角膜营养不良。视物昏花，磨痛紧涩，在角膜中央上皮层或浅中基质层可见点状、线状、树枝状、块状混浊，一般无

红肿。

【心悟】

消翳汤之创制者黄岩谓:"外障则有虚有实。何谓实?红肿且痛,涩泪目痒,眼难开,坐卧不安,小便赤,大便闭是也。何谓虚?有红,有泪,有痒,无肿无痛,无涩是也。"外障之实者,为邪实,风热火邪上攻所致。外障之虚者,为正虚,邪热已去而阴血已伤,本方适用于此。

《审视瑶函》将目翳的形成归咎于风热外袭和肝气、肝火上冲,并将目翳分为热翳、水翳、陷翳三类。热翳,邪气未定,色嫩而浮,相当于新翳。水翳,邪气已定,色苍而沉。陷翳,邪气牢而深,翳深而陷下,相当于炎症消退后角膜瘢痕,已无红痛,表面光滑,边界清楚的宿翳。又提出,新翳宜发散,而陷翳当以嫩发之物使其邪气再动,翳膜乃浮,佐以退翳之药。本方功能疏散余邪,养血活血,退翳明目,正合宿翳形成的病机,精心调治有利于改善预后。

目前临床退翳常用方剂有栀子胜奇散、万应蝉花散(蝉蜕、石决明、当归身、炙甘草、川芎、防风、茯苓、羌活、苍术、蛇蜕、赤芍)等,成方有拨云退翳丸。这些方剂的共性是选用大队辛苦微寒之菊花、木贼、蔓荆子、密蒙花、蝉蜕、柴胡和辛温发散之荆芥、防风、羌活为主体,共司疏散作用。风轮属肝,肝欲散,肝气疏泄,清滞散结,配合当归、川芎、生地黄、赤芍活血退翳明目。但每个方剂又各具特色。如万应蝉花散含苍术、茯苓益气燥湿,治目翳伴见畏光羞明,黑睛表面有点状剥脱,经久不愈,气血不足者。栀子胜奇散含栀子、黄芩、决明子、谷精草清热解毒,清肝明目,适用于目翳伴见目赤未退,余邪未清者。这就提示,虽然目翳既成,但有余邪残留多少,阴血损耗程度和瘥后气虚、血虚的差别，治疗目翳要根据病证、寒热虚实辨证用药。

消翳散组方平稳，适应证广，可将其作为基本方，随症加减。如有赤脉残留，羞明畏光，为余热未尽，去川芎、当归、木贼，加栀子、黄芩、石决明；若眼睑无力，常欲垂闭，眼酸涩不能久视，为气虚清阳不升，加太子参、五味子、葛根、升麻；若眼紧涩，磨痛，口干舌燥，为阴液不足，加炒知母、玄参、麦冬、丹参，也可配六味地黄丸内服。治疗宿翳还可外点明目退翳中成药，但对病毒性角膜炎引起的角膜瘢痕不宜使用。

（庄曾渊　盛倩）

加减四物汤

疏风清热散郁火
和营通滞消疮肿

【出处】《审视瑶函》。

【原方剂量】生地黄、苦参、苏薄荷、川芎、鼠黏子、连翘、天花粉、防风、赤芍药、当归、荆芥穗各等分，上剉剂。白水二盅，煎至八分，食后服。

【心得剂量】生地黄 10g，苦参 10g，薄荷 10g，川芎 10g，牛蒡子 10g，连翘 10g，天花粉 10g，防风 10g，赤芍 12g，当归 10g，荆芥 10g。

【功效】和营通滞，疏风泄热。

【主治】火郁内发，血热瘀滞所致眼睑疔肿、睑缘溃疡、内眦部生疮、红肿疼痛。

【方义】

火郁内发　胞睑疔肿
血热瘀滞　刺痒疼痛　和营通滞　生地黄、赤芍、当归、川芎—凉血活血
　　　　　目赤肿胀　疏风泄热　荆芥、防风、牛蒡子、薄荷—疏风散热
　　　　　　　　　　　　　　　苦参、连翘—清热
　　　　　　　　　　　　　　　天花粉—消肿排脓

【临床应用】

1. 睑腺炎、眼睑疔肿。眼睑灼热疼痛，皮肤疔肿高起，可扪及硬结、压痛，眼睑红肿，或有发热、口渴、耳前或颌下淋巴结肿大。

2. 溃疡性睑缘炎。刺痛，眼睑充血潮红，睫毛根部脓疱结痂，清除后见溃疡。

【心悟】

加减四物汤（《审视瑶函》）治实热生疮。诸痛痒疮皆属于心。火郁内发，血行瘀滞，发于皮肤，红肿疼痛，生成疮疡，即《素问·生气通天论》所谓："营气不从，逆于肉理，乃生痈肿。"

疮疡治法以消、托、补为总则。初起以消法为主，祛除病邪，通调气血，促使疮疡消散。一旦成脓，即转以托法为主。正虚者，益气和血透脓。正气未虚，可仅用透脓法，托毒外出，脓出毒泄，以免内陷。后期毒势已去，气血受损，若脓水清稀，疮口难愈，则用补法，补益气血，调理脾胃，促溃疡愈合。本方适用于疮疡初起，疖肿高突，焮红疼痛。若身有寒热，肿痛加剧，热毒炽盛，宜加强清热解毒力量，本方与五味消毒饮（金银花、野菊花、蒲公英、紫花地丁、紫背天葵）合用。

和营通滞是本方的特点，故冠以四物汤之名，既能凉血清热又兼活血行滞，有"瘀血散而疮自除"的作用。和营通滞一般用于疮疡初起。溃后肿块硬结，疼痛不减，气血凝滞亦适用。

溃疡性睑缘炎系睫毛毛囊及附属腺体的化脓性炎症，刺痒疼痛，睑缘红肿，溃疡出血，眵多结痂。风胜则痒，热胜则赤肿。本方多用于风热较重，红肿痒痛明显的溃疡性睑缘炎。若湿热较重者，加滑石、茯苓、白鲜皮、黄芩或用除湿汤。

（庄曾渊　李欣）

仙方活命饮

疮痈圣药冠首方
消肿溃坚止疼痛

【出处】《校注妇人良方》。

【原方剂量】白芷一钱，贝母一钱，防风一钱，赤芍药一钱，当归尾一钱，甘草节一钱，皂角刺（炒）一钱，穿山甲（炙）一钱，天花粉一钱，乳香一钱，没药一钱，金银花三钱，陈皮三钱。上用酒一大碗，煎五七沸服。

【心得剂量】白芷 10g，浙贝母 10g，防风 10g，赤芍 15g，当归尾 10g，生甘草 6g，皂角刺 10g，山甲珠 3g，天花粉 10g，乳香 6g，没药 6g，金银花 15g，陈皮 10g。

【功效】清热解毒，消肿溃坚，活血止痛。

【主治】热毒壅盛，气血郁滞所致眼睑疮疡疖肿，红肿热痛。

【方义】

```
                                        ┌ 金银花—清热解毒
                                        │ 当归尾、赤芍、乳香、没药—活血化瘀止痛
                                        │ 浙贝母、天花粉—排脓散结消肿
热毒壅盛┌眼睑疮疡疖肿┐清热解毒         │ 山甲珠、皂角刺—活血散结消痈
气血郁滞└红肿热痛  ┘消肿溃坚 ┤        │ 陈皮—行气
                         活血止痛       │ 白芷、防风—祛风止痛
                                        └ 生甘草—调和药性
```

【临床应用】

睑腺炎、眼睑疖肿、眼睑蜂窝组织炎。局部红肿热痛，或伴发热、恶寒、头痛等症，属疮疡肿毒阳证、实证者。

【心悟】

仙方活命饮（《校注妇人良方》）治"一切疮疡，未成者即散，已成者即溃，又止痛清毒之良剂也"。后世在中医外科广为应用，《医宗金鉴》誉为"乃疮痈之圣药，诚外科之首方"。

仙方活命饮在眼科临床可用于治疗眼睑疖肿、眼睑蜂窝组织炎等。眼睑疖肿为毛囊及其皮脂腺的化脓性感染，属中医学"眼痈"范畴。初起患处红肿，灼热疼痛，逐渐扩大形成硬结，2~3天后顶端出现脓头，红肿疼痛加剧，治宜清热解毒，活血散结，宜仙方活命饮合黄连解毒汤。轻者治疗后肿块消散，重者腐败成脓，溃后脓尽方愈。在化脓过程中切忌挤压及过早开刀，以免引起眼眶蜂窝组织炎或海绵窦血栓危及生命。

眼睑蜂窝组织炎为眼睑皮下组织弥漫性化脓性炎症，属中医学"眼发"，患处焮红漫肿，触之发硬，界限不清，疼痛拒按，数日后病变局限化，变软形成脓肿，肿块可有多个脓头，常有高热、寒战、头痛等症状，治宜仙方活命饮加蒲公英、连翘、大黄清热泻火解毒。该病病情严重者可引起脓毒血症。因此，一经诊断，即全身足量应用广谱抗生素控制感染，并取结膜囊分泌物做病原和药敏学试验，依据试验结果调整抗生素种类，中西医结合治疗。

名老中医陆南山制溃疡汤（穿山甲、皂角刺、金银花、连翘、栀子、黄芩、当归、赤芍、天花粉）治眼睑麦粒肿（外睑腺炎）红肿热痛，促其消散。若化脓后溃破者，去皂角刺、穿山甲，加生地黄、牡丹皮清热凉血。溃疡汤与仙方活命饮组方相近，可以看作仙方活命饮在眼科的实际应用。

（庄曾渊　高君）

普济消毒饮子

清上焦风热疫毒 疗目赤头面红肿

【出处】《东垣试效方》。

【原方剂量】黄芩半两，黄连半两，人参三钱，橘红（去白）二钱，玄参二钱，生甘草二钱，连翘一钱，鼠黏子一钱，板蓝根一钱，马勃一钱，白僵蚕（炒）七分，升麻七分，柴胡二钱，桔梗二钱。上件为细末，服饵如前法，或加防风、薄荷、川芎、当归身，㕮咀，如麻豆大，每服秤五钱，水二盏，煎至一盏，去滓，稍热，时时服之。

【心得剂量】黄芩10g，黄连10g，党参10g，陈皮10g，玄参10g，生甘草6g，连翘10g，牛蒡子10g，板蓝根10g，马勃6g，僵蚕10g，升麻6g，柴胡10g，桔梗8g。

【功效】清热解毒，疏风散邪。

【主治】风热疫毒，上攻头目所致头面红肿热痛，胞睑肿胀如杯，甚则目不能开，咽喉红肿而痛，口渴，或恶寒发热。

【方义】

风热疫毒上攻头目
- 头面红肿
- 目痛难开
- 白睛赤肿
- 畏光羞明
- 头痛咽痛

清热解毒 疏风散邪
- 黄芩、黄连、连翘、板蓝根—清热解毒
- 升麻、柴胡、牛蒡子、僵蚕—升阳散火
- 桔梗、生甘草、玄参、马勃—利咽
- 党参、陈皮—理气健脾，扶正祛邪

【临床应用】

1. 眼睑带状疱疹。沿三叉神经分布的眼睑区域出现剧烈的疼痛，皮肤红斑、水肿，簇生无数透明的小水疱，坏死、结痂，或伴发热、恶寒等症。

2. 眼睑丹毒。局部皮肤充血隆起，病变边缘与正常皮肤分界清楚，周围有小水疱，眼睑高度水肿，不能睁开，剧痛，压痛明显，或伴发热、恶寒等症。

3. 流行性出血性结膜炎。目赤肿胀，热泪如汤，畏光羞明，结膜下出血。

【心悟】

普济消毒饮子原方治疗大头瘟。大头瘟以头面部红肿为特征，多因天行邪毒侵袭，壅于上焦，发于头面所致。风热疫毒上攻头面，气血壅滞，致头面红肿热痛，甚则目不能开；温毒壅滞咽喉，则喉红肿而痛；里热炽盛，津液被灼，则口渴。相当于现代医学的流行性腮腺炎、急性扁桃体炎、颌下腺炎、头面蜂窝组织炎等病。

李东垣创立本方的宗旨是清解上焦头面热毒。针对大头瘟的流行特点，李东垣认为："夫身半以上，天之气也，身半以下，地之气也。此邪热客于心肺之间，上攻头目而为肿盛。"方以黄芩、黄连泄心肺间热为君；橘红、玄参、生甘草泻火补气为臣；连翘、牛蒡子、薄荷、板蓝根、马勃、僵蚕散肿消毒定喘为佐；升麻、柴胡行少阳、阳明二经经气，桔梗为舟楫，不令下行。普济消毒饮子以治疗头面部热毒病变为专长，眼病若见赤痛肿胀，病位病性相应，即可选用。

《审视瑶函》称其为普济消毒饮，治疗火胀大头症，谓："此症目赤痛，而头面浮肿，皮内燥赤也，状若大头伤寒，夏月多有此患。"傅仁宇认为，时行疫疾，由热毒所染，若正气足，大便秘可加酒大黄荡下热毒。若体虚之人，虽感热毒亦不可攻下，攻下则危。普济消毒饮以人参扶助正气，是为虚人外感时疫毒气所设。《审视瑶函》还有散热消毒饮子（牛蒡子、羌活、黄连、黄芩、薄荷、防风、连翘）治肿胀如杯症，即目赤痛，睥胀如杯覆，与本方方义相类，而仅制剂大小有别。目红肿痛症状较重，或伴见咽喉红痛、口渴便秘等全身症状者，用普济消毒饮，轻症用散热消毒饮子。

流行性出血性结膜炎风热上感证，亦可用银翘散辛凉透表，清热解毒，与本方有异曲同工之妙，二者亦是轻重有别，轻症用银翘散；重症红肿较盛，结膜下出血，耳前、颌下淋巴结肿痛用普济消毒饮子。

（李欣　盛倩　庄曾渊）

【出处】《外台秘要》。

【原方剂量】黄连三两，黄芩二两，黄柏二两，栀子十四枚。

【心得剂量】黄连 10g，黄芩 10g，黄柏 10g，栀子 10g。

【功效】清热解毒。

【主治】热毒炽盛所致眼部红肿热痛及出血性病变，烦躁，口干咽干。

【方义】

$$
\text{热毒炽盛}
\begin{cases}
\text{眼睑疮疡} \\
\text{黑睛翳障} \\
\text{睑弦赤烂}
\end{cases}
\text{清热解毒}
\begin{cases}
\text{黄连—清心，泻中焦之火} \\
\text{黄芩—清肺，泻上焦之火} \\
\text{黄柏—清肝肾，泻下焦之火} \\
\text{栀子—清三焦之火，引火下行}
\end{cases}
$$

【临床应用】

1. 睑腺炎等眼睑疮疡肿毒。局部红肿热痛，属疮疡肿毒阳证、实证。

2. 白塞病口腔溃疡。白塞病见口腔内唇、颊、上颚等处黏膜出现淡黄色或灰白色小溃疡，局部灼痛，可反复发作。以本方合四物汤即温清饮治之。

【心悟】

黄连解毒汤是清热解毒的基本方，随证加减可用于一切实热火毒之证。如《医宗金鉴》栀子金花汤（黄芩、黄连、黄柏、栀子、大黄），《疫疹一得》清瘟败毒饮（生石膏、生地黄、犀角、黄连、栀子、桔梗、黄芩、知母、赤芍、玄参、连翘、竹叶、甘草、牡丹皮）均由黄连解毒汤化裁而出。栀子金花汤于黄连解毒汤中加大黄一味，不仅泻火解毒之力得到增强，并有引热下行之功，用治热毒更甚且大便秘结者。清瘟败毒饮重用石膏清阳明经热为君，配用黄芩、黄连泻火，犀角（水牛角代）、生地黄凉血解毒，以使气血两清，用治温疫热毒，气血两燔之证。

金元以来，眼科有"目不因火不病"之说，反映出火邪在眼科发病中的重要作用。热毒之邪多由外感火邪或六气化火而生，上攻头目致病。眼科常以本方为基础方随症加减，治疗热毒炽盛所致的内外障眼病。"热胜则肿"，暴风客热，胞睑肿胀，目赤睛痛，眵多黄稠，眊矂紧涩，方用黄连解毒汤。"诸痛痒疮皆属于心"，疮疡肿毒，邪热壅塞，气滞血瘀，眼痛眼肿明显，用黄连解毒汤合五味消毒饮加减，亦可用内疏黄连汤（黄连解毒汤去黄柏，加白芍、当归、槟榔、木香、薄荷、桔梗、甘草、连翘）。"翳犹疮也""翳自热生"，角膜新翳，浸润混浊，昏蒙刺痛，予新制柴连汤（黄连解毒汤去黄柏，加龙胆草、柴胡、赤芍、荆芥、防风、蔓荆子、木通、甘草）。邪火入里，灼伤黄仁，瞳仁缩小，予抑阳酒连散（黄连解毒汤加生地黄、知母、寒水石、羌活、独活、防己、蔓荆子、防风、前胡、白芷、甘草）。血热妄行，血溢络外，引起眼内外出血，可予退热散（黄连解毒汤加生地黄、赤芍、当归尾、木通、甘草）。

（庄曾渊　李欣）

四妙勇安汤

清热解毒除郁火

活血通脉散瘀结

【出处】《验方新编》。

【原方剂量】金银花三两，元参三两，当归二两，甘草一两。

【心得剂量】金银花 15～30g，玄参 15～30g，当归 10g，生甘草 10g。

【功效】清热解毒，活血通脉。

【主治】热毒炽盛，脉络瘀阻所致视网膜血管渗漏，出血，渗出等眼底闭塞性血管病变。

【方义】

热毒炽盛 ┐脉络闭阻┐清热解毒┌金银花—清热解毒
脉络瘀阻 ┘出血渗出┘活血通脉│玄参—养阴清火解毒
　　　　　　　　　　　　　　│当归—活血通脉
　　　　　　　　　　　　　　└生甘草—助金银花清热解毒

【临床应用】

1. 白塞病。视网膜静脉充盈迂曲，视网膜散在片状出血、渗出，伴口腔溃疡或皮肤红斑结节，阴部溃疡。以本方为基础方，随症加减。

2. 视网膜静脉周围炎。视网膜周边小静脉迂曲扩张扭曲呈螺旋状，静脉旁有白鞘伴行，或有火焰状出血。

3. 视网膜静脉阻塞。年轻患者视力突然下降，视网膜火焰状出血，伴口渴溲黄、心烦失眠、手足心热、焦虑等症。

【心悟】

本方药专力宏，攻能清热解毒，活血通脉，眼科多用于视网膜闭塞性血管炎性病变，如视网膜血管炎、视网膜静脉周围炎及视网膜静脉阻塞等。这些视网膜血管病变表现为视网膜血管渗漏、出血、渗出，辨证大多属瘀热伤络，四妙勇安汤可作为通用方。本方原旨是治疗热毒型脱疽（闭塞性脉管炎），患肢暗红肿胀，溃烂疼痛，坏死，烦热口渴。现用于眼底闭塞性血管病变，取法于本方方义清热解毒和活血通脉两大要点。无论何种病因引起脉络阻塞，邪郁化火，热毒灼伤脉络，损伤营血，血脉两伤，引起视网膜出血，只要具备"热毒"和"血瘀"者，都适用于本方加减治疗。如白塞病，发作期配龙胆泻肝汤加减；间歇期有口腔溃疡配温清饮（当归、白芍、熟地黄、川芎、黄连、黄芩、黄柏、栀子），阴部溃疡重配三妙丸（苍术、黄柏、牛膝）或四妙丸（苍术、牛膝、黄柏、薏苡仁），下肢红斑结节配合化斑汤（犀角、玄参、生石膏、知母、生甘草、粳米），对减轻症状，缩短病程都起到很好作用；晚期炎症趋于稳定而出现血管闭塞、视神经萎缩，配合活血化瘀之桃红四物汤有保护视功能的效果。

四妙勇安汤亦用于因为头部、脑部或鼻咽部肿瘤放射治疗引起的视神经病变。这类病变本质上是血管阻塞和坏死引起的局部缺血缺氧、功能障碍，患者往往出现口渴欲饮，舌质红等症象，所以中医辨证是热毒侵袭，损伤阴血，脉络瘀阻，四妙勇安汤具备清热通络养阴作用，配合滋阴补肾之生地黄、制首乌、枸杞子、石斛、旱莲草、女贞子、生黄芪等有助于视力的恢复。

（庄曾渊　潘红丽）

犀角地黄汤

凉血清心肝积热

散血化溢血留瘀

【出处】《备急千金要方》。

【原方剂量】犀角一两，生地黄八两，芍药三两，牡丹皮二两。上四味，㕮咀，以水九升，煮取三升，分三服。

【心得剂量】水牛角 10g，生地黄 15g，赤芍 10g，牡丹皮 10g。

【功效】清热解毒，凉血散瘀。

【主治】热入血分，瘀热相搏所致视网膜出血、玻璃体积血等眼科血证，伴见口干不欲饮，烦躁失眠等。

【方义】

热入血分
瘀热相搏 ｛ 视网膜出血
玻璃体积血
烦躁失眠 ｝ 清热解毒
凉血散瘀 ｛ 犀角—凉血清心解毒
生地黄—清热凉血，养阴生津
赤芍、牡丹皮—清热凉血，活血散瘀

【临床应用】

1. 视网膜血管炎性疾病出血期。如视网膜静脉周围炎，视力突然下降，眼底出血，出血量多，血色鲜红，或呈紫暗斑块，伴或不伴有玻璃体积血。

2. 葡萄膜炎。Vogt-小柳原田综合征葡萄膜炎期，见多发性浆液性视网膜脱离；急性视网膜坏死综合征出现玻璃体炎、闭塞性视网膜小动脉炎、多灶性周边视网膜炎、视网膜出血。

【心悟】

犀角地黄汤（《备急千金要方》）治"伤寒及温病，应发汗而不汗之，内蓄血者，及鼻衄吐血不尽，内余瘀血，面黄，大便黑，消瘀血方"。明言本方为消瘀血方，消瘀热在里，血运瘀滞，血液瘀积在经脉或脏腑内的蓄血证，或热伤血络，血溢络外，留而成瘀的瘀血证。清代叶天士将其用于治疗温病热入血分证，言"入血就恐耗血动血，直须凉血散血"。后世又将其广泛应用于热入血分，迫血妄行的诸多内科出血病证。热入血分，耗伤阴血，血行不畅，结而成瘀。证候主要集中在热和瘀两个方面。犀角地黄汤方中诸药皆具有不同程度的清热凉血功效，牡丹皮与赤芍还能活血散瘀。全方凉血与散血并用，清热兼顾养阴，作用全面，十分适合瘀热相搏的出血证候。

在眼科，犀角地黄汤对于眼部血管炎症所致，热入血分，瘀热相搏的出血病症尤为合适。若心肝火旺，循经上攻目窍，灼伤脉络，血溢络外，兼有心烦失眠者，治疗中配合黄连、栀子；如因肝郁化火而致，治疗上可加柴胡、黄芩、栀子；如出血较多可加侧柏叶、茜草、白茅根等加大凉血止血力度；如出血停止而积血较多，治疗中常配合应用桃仁、红花、川芎、泽兰等加大活血化瘀的力度；如积血吸收出现机化，可加软坚散结药如山楂、牡蛎、昆布等，并配合理气药物使气行血畅。

犀角地黄汤全方应用寒凉药物，阳虚失血者忌用，对于脾胃虚弱者需慎用，可辅以茯苓、薏苡仁、炒麦芽、砂仁等健脾和胃。

（高君　庄曾渊）

泻心汤

清心除大眦赤脉

散瘀消血翳包睛

【出处】《银海精微》。

【原方剂量】黄连一两，黄芩一两，大黄一两，连翘一两，荆芥一两，赤芍药一两，车前子一两，薄荷一两，菊花一两。上哎咀。每服四五钱，水煎温服。

【心得剂量】黄连10g，黄芩10g，熟大黄6g，连翘10g，荆芥10g，赤芍10g，车前子10g，薄荷6g，菊花10g。

【功效】清心泻火，凉血散瘀。

【主治】心火炽盛所致赤脉通睛，血翳包睛，眦部赤痛，眼中赤涩，肿痛泪出，口舌生疮，小便赤涩，舌红脉数。

【方义】

$$
心火炽盛
\begin{cases}
赤脉通睛 \\
眦部赤痛 \\
血翳包睛 \\
口舌生疮 \\
小便赤涩
\end{cases}
\begin{matrix}
清心泻火 \\
凉血散瘀
\end{matrix}
\begin{cases}
黄连、黄芩、连翘—清心泻火 \\
熟大黄、车前子—通利二便，泄热外出 \\
菊花、荆芥、薄荷—疏风散热 \\
赤芍—凉血活血散瘀
\end{cases}
$$

【临床应用】

1. 慢性结膜炎。两眦赤脉粗大鲜红，横贯球结膜，涩痒刺痛，眵多干结，头痛烦热，口干咽燥，或口舌生疮，大便燥结，小便黄赤，舌尖红，苔黄脉数。

2. 角膜血管翳。眦内痒痛，赤脉自眦部呈树枝状贯布球结膜，延及角膜，伴口舌生疮，小便赤涩。

【心悟】

《银海精微》泻心汤治"血翳包睛"，指出该病为"心经发热，肝脏虚劳，受邪热，致令眼中赤涩，肿痛泪出，渐有赤脉通睛，常时举发，久则发筋结厚，遮满乌睛，如赤肉之相，故名曰血翳包睛"。相当于沙眼性全角膜血管翳。《目经大成》十分详细地描述了此症："初起，或左或右，赤肿狂痛，泪流如汤，畏避不敢向阳，恍若暴风客热。失治，赤脉大小纵横，贯过风轮……赤脉陡大，变成血障，障复实而成翳，厚蔽震巽轮廓。强掰开视，黑白无有，惟一体血肉。"本病病机责之于心火炽盛。心主血脉，故见赤脉纵横，赤肉遮睛；舌为心之苗，心火上炎则口舌生疮；心热移于小肠则小便赤涩。治宜清心泻火，凉血散瘀。

本方以《金匮要略》泻心汤（大黄、黄连、黄芩）为基础。该方是张仲景为治吐衄所立，是治疗实热火毒之基本方剂，功能清心降火，泄热通腑。方中大黄苦寒泄血热，止血不留瘀，推陈致新，为血证之圣药；辅以黄连清心，黄芩清肝，使热去而血藏于肝，循行于脉，虽不止血而血自止。《银海精微》在此基础上加赤芍合大黄活血散瘀，是针对赤脉、血翳和赤肉等瘀热互结致病而为；加荆芥、薄荷、菊花辛凉发散，清热疏风，对邪热感召风邪所致赤涩、肿痛泪出诸症适宜。

沙眼性全角膜血管翳从其病程和形态分析，与血翳包睛十分相近。目前在我国已少见，然而根据心肝火旺、瘀热互结的病机，某些与自身免疫相关的结膜炎，如黏膜类天疱疮、Stevens-

Johnson 综合征，病情严重引起角膜溃疡、角膜血管翳出现该证时，可用本方加秦皮、秦艽、汉防己、白芍、青葙子、牡丹皮、红花等论治。

（柏梅　庄曾渊）

泻黄散

清伏火治疗口疮
散郁热退睑赤肿

【出处】《小儿药证直诀》。

【原方剂量】藿香叶七钱，山栀子仁一钱，石膏五钱，甘草三两，防风（去芦，切，焙）四两。

上剉，同蜜酒微炒香，为细末，每服一钱至二钱。水一盏，煎至五分，温服清汁，无时。

【心得剂量】藿香 10g，栀子 10g，生石膏 15g，生甘草 6g，防风 10g。

【功效】清脾胃伏火。

【主治】脾胃伏火，湿阻气滞所致胞睑红肿痒痛、硬结，或口腔溃疡伴见口臭、口燥、烦渴易饥等症者。

【方义】

脾胃伏火
湿阻气滞
｛胞睑痒痛
赤肿硬结
口疮口臭｝清脾胃伏火｛生石膏、栀子—清脾胃伏火
防风—升散脾经伏火
藿香—化湿醒脾
生甘草—和中泻火

【临床应用】

1. 睑腺炎。红肿疼痛硬结，反复发生。

2. 白塞病复发性口腔溃疡。溃疡疼痛多发，口臭，便干，口渴唇燥，舌红苔黄腻，脉细。

【心悟】

泻黄散功能泻脾胃伏火，《小儿药证直诀》治小儿弄舌。本方特点在于五味药中清热泻火与发散郁热相配，祛除脾胃伏火。石膏辛甘寒用以清热，栀子苦寒用以泻火，并能引热下行，从小便而解，二者相配具有清上彻下之功，用为君药。防风味辛微温，在本方是为"火郁发之"而设。本方症由脾胃伏火而致，若只投苦寒清泻，其伏火难免抑遏不升，故于清热之中配以升散之防风，以使寒凉而不致冰伏，而升散必伍清热才使能升散而不助火焰，乃是清中有散、降中有升之法。藿香化湿醒脾，与防风相配伍，有振复脾胃气机之用，两药为臣。甘草和中泻火，可缓调中上二焦，使泻脾而不伤脾，皆为佐使。

胞轮属脾，脾胃伏火常反映在肉轮。《审视瑶函》治土疳症用清脾散（藿香、石膏、防风、甘草、栀子、薄荷、升麻、赤芍、枳壳、黄芩、陈皮）是在泻黄散基础上加强清热行气活血作用。《审视瑶函》治脾生痰核用清胃汤（石膏、栀子、防风、生甘草、黄连、黄芩、连翘、当归尾、荆芥穗、枳壳、苏子、陈皮）是在泻黄散基础上加强清热疏散活血作用。《医宗金鉴》泻黄散（石膏、防风、甘草、栀子、豨莶草），去藿香加豨莶草，治眼皮外翻状如舌舐唇，系因胃经血壅气滞，胞肿睑紧所致。《眼科阐微》泻黄散（石膏、防风、藿香、甘草、白芍、陈皮、大黄）治脾经实热，上下眼皮内生疮如粟米，或盘筋瘀血者，用手法除去后用此药，亦可治疗小儿目黄。

综上，眼科专著中述及的这些眼病，病位都在眼睑，相当于睑腺炎、睑板腺囊肿、睑缘炎、沙眼等病，临床上有红肿痒痛，包块浸淫等症状，火证明显。眼科用药在泻黄散基础上，加升散风药疏散郁火，加活血药助消肿，加行气药行气解郁，体现了专科特色。

（庄曾渊　杨海静）

归芍红花散

清脾泄热祛风邪
凉血散瘀除椒疮

【出处】《审视瑶函》。

【原方剂量】当归（酒洗，微炒）、大黄（酒洗，微炒）、栀子仁（酒洗，微炒）、黄芩（酒洗，微炒）、红花（酒洗，微炒）、赤芍药、甘草、白芷、防风、生地黄、连翘各等分。上为末，每服三钱，食远，白水煎服。

【心得剂量】当归10g，熟大黄5g，栀子10g，黄芩10g，红花8g，赤芍15g，甘草6g，白芷10g，防风10g，生地黄10g，连翘10g。

【功效】清脾泄热，活血散瘀。

【主治】脾经有火，血热瘀滞所致睑内赤肿，沙涩灼痛，羞明眵多，或睑胞肿硬，内生疙瘩，颗粒累累，色红而坚，状如花椒，或伴有赤膜下垂、血翳包睛。

【方义】

脾经有火
血热瘀滞
｛
睑内赤肿
沙涩灼痛
羞明流泪
颗粒累累
｝
清脾泄热
活血散瘀
｛
当归、赤芍、生地黄、红花—凉血活血散瘀
熟大黄、黄芩、栀子、连翘—清脾泄热
白芷、防风—疏风散邪
甘草—调和诸药

【临床应用】

1. 沙眼。胞睑内面赤肿，颗粒状突起，沙涩痛痒。

2. 药物过敏及 Stevens-Johnson 综合征。磺胺等抗生素过敏引起的全身皮肤及黏膜严重炎症，角结膜受累，结膜充血水肿，穹隆部乳头滤泡增生，后期睑球粘连，充血红痛。

3. 白内障术后并发症。白内障术后房水混浊，或角膜水肿，或前房积血。

【心悟】

归芍红花散《审视瑶函》用于治疗椒疮症："血滞睥家火，胞上起热疮，泪多并赤肿，沙擦最难当，或疼兼又痒，甚不便开张……胞间红瘰瘰，风热是椒疮。"椒疮为脾胃血热所致，血热壅积，致睑内渐生颗粒细疮，色红而坚，状如花椒，摩擦目珠，伴有沙涩、流泪、疼痛、眼睑难睁等症状。椒疮症相当于现代医学的沙眼。

归芍红花散中赤芍、栀子、生地黄清血分之热；当归、红花活血散瘀；大黄既可清脾经血分之热，又可活血化瘀；黄芩清肺热以泻脾经之火，即"实则泻其子"之意；连翘为疮家圣药，泻心经之热，"诸痛痒疮皆属于心"是也；白芷、防风辛散疏风散热。全方清热凉血散瘀，特点在于清脾泄血分之热。

归芍红花散可用于白内障术后并发症，如眼红、畏光流泪，刺激症状较重，常用归芍红花散加三七粉、苏木。有前房出血者去红花，加旱莲草、白茅根、牡丹皮；并发虹膜炎者加柴胡、羌活；并发前房延缓形成者加沙参、麦冬；并发角膜混浊和残留皮质者加木贼、石决明、决明子、白蒺藜。

粟疮症与椒疮症同生于睑内。椒疮，即乳头增生，色红而坚易散，为血热瘀滞脾经。粟疮"粒粒似金珠"，即结膜滤泡，色黄软而不易散，为湿热郁于土分。粟疮一般情况下可无感觉，椒疮则症状明显，必伴沙涩、流泪、疼痛、眼睑难睁等症状。

（李欣　庄曾渊）

白虎汤

辛寒清热又生津
目赤胞肿皆可平

【出处】《伤寒论》。

【原方剂量】知母六两，石膏（碎）一斤，甘草二两，粳米六合。上四味，以水一斗，煮米熟，汤成，去滓，温服一升，日三服。

【心得剂量】知母 10g，生石膏 15～30g，甘草 6g，粳米 15g。

【功效】清热生津。

【主治】气分热盛所致目赤胞肿疼痛，眵多粘连，黄液上冲，烦渴欲饮者。

【方义】

$$
气分热盛
\begin{cases}
胞肿疼痛 \\
白睛红肿 \\
烦渴引饮
\end{cases}
清热生津
\begin{cases}
生石膏—清肺胃之热 \\
知母—清热生津 \\
粳米、甘草—益胃生津
\end{cases}
$$

【临床应用】

1. 急性流行性出血性结膜炎、卡他性结膜炎。目赤胞肿疼痛，或白睛溢血，或眵多粘连，或伴烦热口渴，小便红赤等。

2. 细菌性角膜炎、角膜溃疡。目赤肿痛，畏光流泪，前房积脓，视力模糊，口干烦渴，虽病在黑睛，但多由白睛疾病所波及，发病原因与阳明胃热，内热化火有关，可以白虎汤清胃泄热。

3. Vogt-小柳原田综合征炎症期。视网膜水肿，浆液性脱离，口渴欲饮，胃热炽盛者亦可使用。

【心悟】

白虎汤治伤寒阳明热盛证，或温病气分热盛证。阳明热盛，但未至阳明腑实，故不宜攻下，热盛津伤，又不能苦寒直折，唯以清热生津法最宜。生石膏清泄里热，知母清热润燥，甘草、粳米养胃和中，因此在内科多用于外感热病，如急性传染病和感染性疾病等。

在眼科，白虎汤很少单独应用，多作为方剂中的一个组成部分而存在。依据脏腑经络学说，五轮配五脏，白睛为气轮和肺相应，胞睑为肉轮和脾胃相应，白虎汤所治外障眼病多为胞睑、白睛热证。如《审视瑶函》清胃汤治阳明经积热而生眼胞红硬；通脾泻胃汤（麦冬、茺蔚子、知母、玄参、车前子、石膏、防风、黄芩、天冬、熟大黄）治黄膜上冲；凉膈清脾饮（荆芥穗、石膏、防风、赤芍、生地黄、黄芩、连翘、栀子、薄荷、甘草）治脾经蕴热，害及气轮的鸡冠蚬肉症。从上述诸方中可领悟出眼科先贤应用白虎汤或本方君药生石膏的要领——"师其法而不泥其方"。眼科临诊，几乎见不到白虎汤大热、大汗、大渴、脉洪大的"四大"症，但病变部位在胞睑、白睛，病性是热证、阳证，再伴有烦渴欲饮，舌上干燥无津即是应用白虎汤或生石膏的依据。

白虎汤还可用于治疗内障眼病。《眼科集成》治暴盲症之伤于阳者，该病起因于素有头风痰火，又过食酗酒，以致胃热上攻，症见烦躁口渴，便结痰饮，眼目忽然不见人物，用柴胡白虎汤（柴胡、黄芩、荆芥、半夏、天花粉、大黄、黄连、石膏、知母、茯苓、赤茯苓、甘草、竹茹、竹叶），实为大柴胡汤合白虎汤加减。临床急性视神经炎可以辨证使用。

（高君　庄曾渊）

桑白皮散
清降除肺气壅实
治白睛赤肿疼痛

【出处】《审视瑶函》。

【原方剂量】旋覆花、枳壳、杏仁（去皮尖）、桑白皮、天花粉、玄参、甘草、甜葶苈、甘菊花、防风、黄芩各等分。上为末，每服四钱，水一盏半，生姜三片，煎至八分，去滓，食后温服。

【心得剂量】旋覆花 10g，枳壳 10g，杏仁 10g，桑白皮 15g，天花粉 10g，玄参 10g，生甘草 10g，葶苈子 10g，菊花 10g，防风 10g，黄芩 10g。

【功效】清热泻火，肃降肺气。

【主治】风热上攻，肺气壅塞所致白睛红赤水肿，肿胀疼痛，畏光流泪。

【方义】

风热上攻
肺气壅塞
{
白睛水肿
眼红眼痛
畏光流泪
}
清热泻火
肃降肺气
{
桑白皮、黄芩—清泄肺热
旋覆花、葶苈子、杏仁、枳壳—降气、引邪下行
玄参、天花粉—养阴生津
菊花、防风—宣肺解表
生甘草—清热解毒
}

【临床应用】

1. 流行性角结膜炎。突发眼红睛痛，疼痛明显，不分日

夜，白睛肿胀，多伴见大量分泌物，黑睛点状星翳，心胸烦闷。

2. 前巩膜炎。病变部位球结膜及表层巩膜充血肿胀，色火红，常有灼热感，刺痛不适，或伴头痛头胀，口干舌燥，胸闷气短。

【心悟】

《审视瑶函》桑白皮散治"肺气壅塞，热毒上攻眼目，白睛肿胀，日夜疼痛，心胸烦闷"。白睛属气轮，白睛病多从肺论治。本证系风热外袭，肺气壅塞，郁热上攻，痰水积滞所致。应用桑白皮、黄芩清肺热，旋覆花、枳壳、杏仁、葶苈子降肺气、利痰水、引热下行，菊花、防风疏解风热，玄参、天花粉养阴生津，防郁热伤阴，标本兼治。桑白皮散为眼科治白睛肿胀疼痛之通用方。《目经大成》冶金煎（玄参、桑白皮、枳壳、黄连、杏仁、旋覆花、防风、黄芩、白菊、葶苈子）与本方相类，治白睛肿胀，日夜疼痛。

以白睛肿胀，局限性充血，眼珠疼痛为主诉的眼病，除急性结膜炎外当推巩膜炎，包括表层巩膜炎和前巩膜炎。在巩膜炎的诊治中，我们按主症辨证论治，分为两大类，一类以球结膜肿胀，局限性充血为主，多发于单纯性表层巩膜炎和弥漫性前巩膜炎，属风热外袭，肺气壅塞，用桑白皮散治疗。若眼珠疼痛夜间加剧则合夏枯草散（夏枯草、香附、炙甘草），充血明显者加赤芍、牡丹皮凉血散瘀。另一类以结节隆起为主症，结节呈红色，多发于结节性表层巩膜炎和结节性前巩膜炎，属热毒炽盛，血热瘀滞，选用还阴救苦汤泄热散瘀。

（庄曾渊　柏梅）

【出处】《审视瑶函》。

【原方剂量】当归身八分，龙胆草（酒洗，炒）八分，黄芩八分，桑皮（蜜制）八分，车前子八分，生地黄八分，赤芍八分，枳壳八分，炙甘草三分，熟大黄六分，防风六分，川芎六分，川黄连（炒）六分，木贼草六分，羌活六分，柴胡六分。上剉剂。白水二盅，煎至八分，去滓，食远服。

【心得剂量】当归身 10g，龙胆草 10g，黄芩 10g，桑白皮 10g，车前子 10g，生地黄 10g，赤芍 15g，枳壳 10g，炙甘草 3g，熟大黄 6g，防风 10g，川芎 10g，黄连 6g，木贼 6g，羌活 10g，柴胡 10g。

【功效】清肝泻火，凉血祛风。

【主治】肝经实火，血热风毒所致黑睛生翳，状如凝脂，肥浮脆嫩，色黄速长，伴有黄液上冲，头目疼痛剧烈，白睛混赤，胞睑红肿，羞明流泪，热泪如汤，二便燥涩，舌红，苔黄，脉弦数。

【方义】

肝经实火
血热风毒
{ 黑睛生翳
白睛混赤
头目剧痛
黄液上冲
二便燥涩 }
清肝泻火
凉血祛风
{ 龙胆草、黄芩、黄连、桑白皮—清肝泻火
柴胡、木贼、羌活、防风—疏风清热
生地黄、当归、川芎、赤芍—凉血散瘀
熟大黄、车前子—通利二便，泄热外出
枳壳、炙甘草—固护胃气，调和诸药 }

【临床应用】

1. 细菌性角膜炎、角膜溃疡。黑睛生翳状如凝脂，伴有黄液上冲，头目疼痛剧烈，白睛混赤，胞睑红肿，羞明流泪，热泪如汤，口干口苦，小便黄赤，大便秘结，舌红，苔黄，脉弦数。

2. 坏死性实质型角膜炎。多次复发性树枝状角膜炎，患处形成溃疡，基质内单个或多个黄白色浸润坏死病灶，角膜新生血管，前房积脓。眼红痛流泪，视力下降，有明显异物感，伴头痛，大便秘结。

【心悟】

四顺清凉饮子（《审视瑶函》）用于治疗凝脂翳。凝脂翳是由风热邪毒入侵，致风轮黑睛生翳，表面色白或黄，状如凝脂，发病迅速，或伴黄液上冲的眼病。相当于匐行性角膜溃疡和绿脓杆菌性角膜溃疡。明《证治准绳》首次提出"凝脂翳"这一病名，其言："但见起时肥浮脆嫩，能大而色黄，善变而速长者，即此证也。"明确指出本病具有肥、浮、脆、嫩的特点。若凝脂翳伴头痛珠疼、黄液上冲、二便燥涩，是极重之症，首当使二便通利，必用大黄，釜底抽薪。若失治会有为窟、为漏、为蟹睛之患。

《审视瑶函》四顺清凉饮子治疗凝脂翳，该方通利之中有升散，苦寒之下顾阴血，体现了《审视瑶函》清热类方剂的特点：①清热药常选用苦寒泄热之品，如大黄、黄芩、黄连、龙

各论　四顺清凉饮子·

胆草等，泄热于下，直折火势。②清热类药物中常配伍疏风类药物，襄助火邪疏散。③清热类药物配伍凉血滋阴养血之品，如生地黄、赤芍、当归等，既可防止火热邪气与寒凉药物伤及阴血，又可清透血中之热。④清热类药物常配伍行气类药物，如枳壳、甘草兼护胃气，以防苦寒伤正。⑤按脏腑病位选择清热药物，如清心火选黄连，清肺火选黄芩、桑白皮，清肝火选龙胆草等。凝脂翳病位在黑睛，属风轮，为肝火上炎导致，故四顺清凉饮子以龙胆草清肝火为君药。

坏死性实质型角膜炎，由树枝状角膜炎多次复发所致。该病临床表现与细菌性角膜炎、真菌性角膜炎有相似之处，临床需仔细鉴别。大便不干者去大黄；溃疡愈合后去车前子、羌活，加玄参、天花粉、黄芪、蝉蜕、丹参、石决明等以养阴清肝，益气活血，退翳明目。

四顺清凉饮子对于流行性角结膜炎、前葡萄膜炎等见肝经实火，血热风毒上犯者亦可用。

（李欣　盛倩　庄曾渊）

【出处】《医方集解》。

【原方剂量】龙胆草（酒炒）、黄芩（炒）、栀子（酒炒）、泽泻、木通、车前子、当归（酒洗）、生地黄（酒炒）、柴胡、甘草（生用）。

【心得剂量】龙胆草10g，黄芩10g，栀子10g，泽泻10g，木通（不用），车前子10g，当归10g，生地黄12g，柴胡10g，生甘草6g。

【功效】清肝泻火，清利湿热。

【主治】肝胆实火上扰所致目赤头痛，胁痛口苦，耳聋耳肿；或肝胆湿热下注所致阴部溃疡，阴肿湿痒，溲黄涩痛。

【方义】

肝胆实火上扰 肝胆湿热下注 → ｛目赤肿痛 头痛口苦 耳聋耳肿 胁肋胀痛 小便混浊 阴痒阴肿 湿热带下｝ 清肝泻火 清利湿热 → ｛龙胆草、栀子、黄芩—清肝泻火 车前子、木通、泽泻—清利湿邪 生地黄、当归—养血滋阴 柴胡—疏泄条达 生甘草—和中｝

【临床应用】

1. 角膜炎、角膜溃疡。目赤肿痛，畏光流泪，伴头痛头晕，口苦口干，心烦不宁，溲黄短少。

2. 白塞病发作期。目赤疼痛，视物模糊，或口腔溃疡，或阴部溃疡，或下肢红斑结节。常以本方合四妙勇安汤治疗。

3. 视网膜静脉阻塞。初起视力突然下降，眼底出血，血色鲜红，性急烦躁，头目胀痛，口干口苦，或大便燥结。

4. 额部带状疱疹。额部及眼睑（三叉神经第一、二分支部位），皮肤潮红，不越中线，水疱成簇呈带状分布，剧烈疼痛，或伴目赤，畏光，流泪，口干口苦，心烦易怒，失眠。

5. 眼眶炎性假瘤。眼睑肿胀，眼球突出，各方运动受限，球结膜充血水肿，头痛眼痛，口干口苦，心烦失眠。

【心悟】

本方出自《医方集解》引《太平惠民和剂局方》，谓："治肝经实火、湿热、胁痛、耳聋，胆溢口苦，筋痿阴汗、阴肿、阴痛，白浊溲血。"足厥阴肝经起于足大趾爪甲后，沿足背过胫骨内缘，大腿内侧，绕阴器至小腹，属肝络胆，经胁肋部沿喉咙后边上行连目系，出额上头顶，贯穿全身上下。"伤于风者，上先受之""伤于湿者，下先受之"。肝经头面部病变多由风与火合，风火上扰所致，见目赤刺痛，瞳神紧小，畏光流泪，暴盲，头痛，耳肿，口干口苦，治疗中加菊花、荆芥、决明子、谷精草、川芎等疏风止痛。下部病变多由湿受火蒸，湿热下注所致，阴肿阴痒，淋浊带下，治疗中常配苍术、黄柏、苦参、土茯苓、萆薢等加大清利湿热的力度。

名老中医韦文贵在龙胆泻肝汤基础上加减制退红良方（龙胆草、栀子、黄芩、生地黄、夏枯草、菊花、桑叶、密蒙花、连翘）清肝泻火，退翳明目，治疗肝胆实火，风热上袭所致角膜溃疡、角膜血管翳、葡萄膜炎伴口干口苦、目赤头痛等症者。

该方在苦寒直折，清热泻火基础上，加夏枯草、连翘，从上发散透热，加密蒙花、桑叶、菊花等辛散风热，清利头目，更加适合眼病病机。

四顺清凉饮子与龙胆泻肝汤同治肝胆火炽的凝脂翳。两处方相比，均有龙胆草、柴胡、黄芩、车前子、生地黄、当归清肝热凉血。四顺清凉饮子较龙胆泻肝汤多黄连、熟大黄、桑白皮、羌活、木贼、川芎、赤芍，加强了泻火解毒、疏风止痛、凉血活血的功效。在临床中，四顺清凉饮子治疗的凝脂翳较龙胆泻肝汤重，血热风毒、气血瘀滞症状明显，黑睛凝脂翳扩大加深，深陷如窟，黄液上冲日增，白睛瘀滞红赤隆起，且头痛眼痛，二便燥涩，是凝脂翳中极重之症。四顺清凉饮子与龙胆泻肝汤均为苦寒重剂，易伤脾胃，应中病即止。对于脾胃虚弱者，可辅以茯苓、薏苡仁、炒麦芽、砂仁，健脾和胃。

（庄曾渊　潘红丽　盛倩）

新制柴连汤

泻火止痛如针刺
疏风止热泪如汤

【出处】《眼科纂要》。

【原方剂量】柴胡、川连、黄芩、赤芍、蔓荆子、山栀、胆草、木通、甘草、荆芥、防风。

【心得剂量】柴胡 10g，黄连 10g，黄芩 10g，赤芍 15g，蔓荆子 10g，栀子 10g，龙胆草 10g，木通（不用），甘草 6g，荆芥 10g，防风 10g。

【功效】泻火解毒，疏风散热。

【主治】肝经风热壅盛所致黑睛生翳，瞳神紧小，目赤刺痛，羞明畏光，热泪频流等症。

【方义】

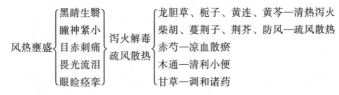

【临床应用】

1. 急性前葡萄膜炎。起病较急，视力模糊，瞳神紧小，抱轮红赤，眼痛拒按，羞明流泪，甚者眼睑痉挛，伴头痛，口干口苦，小便黄。

2. 角膜炎、角膜溃疡。角膜片状浸润，边缘不清，抱轮红赤，眼痛灼热，畏光流泪，视力下降，口干口苦，舌红苔薄黄，脉弦数。

【心悟】

本方《眼科纂要》治"或畏风畏明之甚，见风日则痛如针刺，或泪下如滚汤者，此风而兼热也。"临床用于风郁久而成热，肝经风热壅盛所致的风轮、瞳神病变等。本方是在龙胆泻肝汤清解肝胆实热基础上，加强疏风散结止痛功效，所以适用于起病较急，眼痛视昏，抱轮红赤，刺激症状较重的肝经风热壅盛证，常用于治疗急性前葡萄膜炎、角膜炎、角膜溃疡有上述症状者。

本方尤其在治疗前葡萄膜炎中应用较广泛。肝主风，眼位至高，易受风邪侵袭，故风证在眼科中较为常见。风气通于肝，风热外袭，不得疏解而循经上冲于目，故发瞳神紧小。黄仁属肝，色泽晦暗，纹理不清，血随邪壅，则黄仁肿胀纵弛，展缩不灵，皆为肝经风热壅盛所致。若目珠赤痛明显，加生地黄、牡丹皮、丹参、茺蔚子凉血活血，兼以止痛。

（张明明　魏春秀　庄曾渊）

抑阳酒连散

火极似水瞳神小

清火抑阳补肾水

【出处】《原机启微》。

【原方剂量】生地黄三分,独活三分,黄柏三分,防风三分,知母三分,蔓荆子四分,前胡四分,羌活四分,白芷四分,生草四分,黄芩(酒制)五分,寒水石五分,栀子五分,黄连(酒制)五分,防己三分。作一服,水二盏,煎至一盏,去滓,大热服。

【心得剂量】生地黄15g,独活10g,黄柏10g,防风10g,知母10g,蔓荆子10g,前胡10g,羌活10g,白芷10g,生甘草6g,黄芩10g,寒水石10g,栀子10g,黄连10g,防己10g。

【功效】清热泻火,祛风止痛。

【主治】相火炽盛所致瞳神紧小,瞳神干缺,抱轮红赤,眼痛拒按,视力模糊,畏光流泪,头痛,口干口苦。

【方义】

$$
相火炽盛
\begin{cases}
瞳神紧小 \\
瞳神干缺 \\
眊矂羞涩
\end{cases}
\begin{matrix}
清热泻火 \\
祛风止痛
\end{matrix}
\begin{cases}
\begin{matrix}
黄连、黄芩、黄柏、 \\
栀子、寒水石、防己
\end{matrix} —清热泻火 \\
\begin{matrix}
独活、防风、蔓荆子、 \\
前胡、羌活、白芷
\end{matrix} —升阳散火,祛风止痛 \\
生地黄、知母—滋肾清热 \\
生甘草—调和诸药
\end{cases}
$$

【临床应用】

急性前葡萄膜炎。瞳孔缩小、后粘连，睫状充血，睫状区压痛明显，眉棱骨痛，刺激症状重，畏光流泪，眼睑痉挛，视力模糊，可伴有头痛，口干口苦，小便黄。

【心悟】

抑阳酒连散出自《原机启微》，治"神水紧小，渐如菜子许，及神水外围相类虫蚀者，然皆能睹物不昏，微有眵睩羞涩"之证。

倪维德以"强阳抟实阴"作为瞳神紧小的病机。阳者，心包络相火，相火盛而有力，故曰"强阳"。阴者，肾水也，肾水不为相火屈，故曰"实阴"。阳气强盛而抟阴，阴气坚实而有御。根据五行属性，火性炎上发越。李东垣认为："火主散溢，瞳子开大。"而瞳神紧小，急性发病，伴见抱轮红赤、头痛眼痛、视物模糊，均为火热攻冲之象。何以瞳神紧小，渐小而又小？倪维德以水实阴气实而有御来解释：水性潜藏主收，水实而收，故表现为瞳神紧小。既为火热上冲之病，就当瞳子开大火实表现，又为何是水实阴实表现？抑阳酒连散、还阴救苦汤及《审视瑶函》清肾抑阳丸（寒水石、黄柏、生地黄、知母、枸杞子、黄连、白茯苓、独活、草决明、当归、白芍）均治瞳神紧小，其药物组成均以清热泻火为主，祛风活血为辅，并且泻火力量都很强。由此可见，瞳神紧小的实质确是火热炽盛。根据刘完素亢害承制理论，"己亢过极则反似胜己之化"，火极似水，故而呈现"水实"的假象，即水性主收，瞳神紧小。其疾病本质是真热假寒，故当治以清热泻火。本方药物组成，一是以黄芩、黄连、栀子、黄柏、寒水石、防己苦寒泻火；二是以独活、蔓荆子、羌活、防风、白芷、前胡群队风药升阳散火；三是以生地黄、知母滋肾水而清相火。本方苦寒药较多，有伤胃之虑，原方黄芩、寒水石、栀子、黄连均为酒制，亦是减少寒凉之弊。临证可酌情减少苦寒药用量，加白豆蔻、薏苡仁、姜半夏、白术等和中养胃。

龙胆泻肝汤、新制柴连汤、抑阳酒连散三方均有清热泻火作用，常用于葡萄膜炎的治疗。不同之处在于，龙胆泻肝汤治疗肝胆实火证，直折肝胆实火，利肝胆湿热，为苦寒滑利之剂。新制柴连汤治疗肝经风热壅盛证，起病较急，瞳神紧小，畏光流泪，泻肝兼以疏风。抑阳酒连散治疗相火炽盛证，瞳神紧小，瞳神干缺，目赤头痛，病情较重且易反复发作。

（盛倩　庄曾渊）

还阴救苦汤

清火升阳散郁热 活血消退抱轮红

【出处】《原机启微》。

【原方剂量】升麻半两，苍术半两，甘草（炙）半两，柴胡半两，防风半两，羌活半两，细辛二钱，藁本四钱，川芎一两，桔梗半两，红花一钱，归尾七钱，黄连半两，黄芩半两，黄柏半两，知母半两，生地黄半两，连翘半两，龙胆草三钱。每服七钱，水二盏，煎至一盏，去滓，热服。

【心得剂量】升麻 10g，苍术 10g，炙甘草 6g，柴胡 10g，防风 10g，羌活 10g，细辛 3g，藁本 10g，川芎 10g，桔梗 8g，红花 8g，当归尾 10g，黄连 10g，黄芩 10g，黄柏 10g，知母 10g，生地黄 12g，连翘 10g，龙胆草 10g。

【功效】升阳散火，苦寒泻火，化瘀散滞。

【主治】热毒炽盛，血热瘀滞所致白睛充血水肿，局部深红色结节隆起，抱轮红赤，肿痛剧烈，痛不可忍，视物模糊等症。

【方义】

热毒炽盛
血热瘀滞 {
抱轮红赤
视物模糊
眼痛羞涩
口干舌苦
} 升阳散火
苦寒泻火
化瘀散滞 {
升麻、柴胡、防风、
羌活、藁本、细辛——升阳散火，祛风止痛
黄连、黄芩、连翘、龙胆草、
黄柏、知母、生地黄——泻火
川芎、桔梗、当归尾、红花——通脉化瘀散滞
苍术、炙甘草——温中培元
}

【临床应用】

1. 前巩膜炎。病变部位结膜和巩膜上组织充血、水肿，局限性结节隆起深红色，压痛，剧烈眼痛可放射至眼眶周围，或羞明流泪，可伴口干口苦，心烦胸闷，关节痹痛，便秘溲赤等症。

2. 急性前葡萄膜炎。睫状充血，睫状区压痛，畏光羞明，眼睑痉挛，口干口苦，心烦易怒，大便秘结，小便黄少。

【心悟】

还阴救苦汤出自《原机启微》"心火乘金水衰反制之病"，治"目久病，白睛微变青色，黑睛稍带白色，黑白之间，赤环如带，谓之抱轮红。视物不明，昏如雾露中。睛珠高低不平，其色如死。甚不光泽。口干舌苦，眵多羞涩。上焦应有热邪"。还阴救苦汤即李东垣《兰室秘藏》救苦汤，二方仅药物用量不同。救苦汤治"眼暴发赤肿，睑高苦疼不任者"，以此为补充，还阴救苦汤所治病症当以"抱轮红赤""疼痛剧烈""昏如雾露中""白睛微变青色，黑睛稍带白色"为主症。

临床抱轮红赤（睫状充血）常见于角膜炎、虹膜睫状体炎、巩膜炎等眼病。抱轮红赤，倪维德认为系内伤元气，心火亢盛，炼水烁金所致。目久病抑郁不舒，或因目病误服寒凉药过多，或因目病时内多房劳，皆耗伤元气。元气一虚，心火亢盛，故心火乘金。水本克火，病久、房劳，水衰则不能克，故

反受火制，乃见诸症。此火非淫热之火，故抱轮红赤当与淫热反克之病、风热不制之病、七情五贼劳役饥饱之病、血为邪胜凝而不行之病所表现的目赤相鉴别，治法亦就不相同。本方与菊花决明散均治心火乘金水衰反制之病，均以抱轮红赤为主症。本方在以升麻、柴胡、羌活、防风、细辛、藁本大队辛散风药升阳散火，黄连、黄芩、黄柏、龙胆草、连翘、知母、生地黄泻火，苍术、炙甘草益气的基础上，重用川芎合桔梗、红花、当归尾活血祛瘀散滞。全方清散瘀热结滞之力强。而菊花决明散在以羌活、防风、蔓荆子、菊花疏解风热，黄芩、石膏清上焦热的基础上，用石决明、决明子、木贼清肝退翳明目，佐以川芎、甘草调气和血。全方重在疏解风热，清肝明目退翳。故还阴救苦汤更适用于巩膜炎、虹膜炎，而菊花决明散更适用于角膜炎。

（盛倩　庄曾渊）

泻青丸
泻肝散热退赤痛　活血行滞消癥积

【出处】《小儿药证直诀》。

【原方剂量】当归（去芦头，切，焙，秤）、龙脑（焙，秤）、川芎、山栀子仁、川大黄（湿纸裹，煨）、羌活、防风（去芦头，切，焙，秤）。上件等分为末，炼蜜和丸，鸡头大。每服半丸至一丸，煎竹叶汤，同砂糖温水化下。

【心得剂量】当归10g，龙胆草10g，川芎10g，栀子10g，熟大黄8g，羌活10g，防风10g。

【功效】清肝泄热，活血行滞。

【主治】肝经积热，气血凝滞所致目赤肿痛，眼球突出，口苦烦躁，胁痛胀满，小便赤涩，大便秘结。

【方义】

$$
\left.\begin{array}{l}\text{肝经积热}\\\text{气血凝滞}\end{array}\right\}\left.\begin{array}{l}\text{目赤肿痛}\\\text{眼球突出}\\\text{口苦头痛}\\\text{烦躁溲赤}\end{array}\right\}\begin{array}{l}\text{清肝泄热}\\\text{活血行滞}\end{array}\left\{\begin{array}{l}\text{龙胆草、栀子、大黄—清肝泻火}\\\text{当归、川芎—活血}\\\text{羌活、防风—散肝热}\end{array}\right\}\text{活血行滞}
$$

【临床应用】

眼眶炎性假瘤、甲状腺相关眼病。眼球突出，凝视不动，目赤肿痛，口苦心烦，尿黄便秘。

【心悟】

泻青丸（《小儿药证直诀》）原治小儿惊风"肝热搐搦，脉洪实"。《瘛论萃英》记载李东垣用其治疗瘛后风热之毒上攻，翳膜遮睛的病症。《证治准绳》治眼暴发赤肿疼痛。《眼科纂要》用本方加决明子清肝明目治鹘眼凝睛。

鹘眼凝睛的病机为肝经积热，耗伤阴血，气血郁滞。临床表现相当于现代医学眼眶炎性假瘤、Graves病、眶内炎症等一类病变。本方所治病证常发生在眼眶炎性假瘤急性、亚急性发病早期，眼睑红肿，结膜充血，眼球突出。若颞上方泪腺区触诊扪及肿块，加三棱、莪术、浙贝母、生牡蛎、玄参；若胀痛较重、压痛明显，加白芷、细辛、夏枯草、香附、炙甘草。Graves病急性期，眼睑肿胀，睑裂增宽，结膜充血，眼球活动受限。若伴心烦失眠、燥热汗出，加生地黄、黄连、淡竹叶泻心火，汗多倦怠再加黄芪；若眼睑结膜水肿，充血加重，加茯苓、泽泻、黛蛤散、浙贝母、夏枯草、山慈菇。本方既用于眼眶炎性假瘤又用于Graves病，体现了中医辨证论治，异病同治的观点。但病种不同，必然临床上各有特征性的症状和演变。所谓同治指的是原则性的治则治法，具体用药还需视症状加减化裁。

泻青丸和龙胆泻肝汤、当归龙荟丸均能苦寒直折泻肝经实火，但同中有异。当归龙荟丸泻火作用最强，龙胆草加黄连解毒汤、大黄、芦荟、青黛，苦寒泻火并能通利大小便。龙胆泻肝汤龙胆草、栀子、黄芩苦寒泻火配车前子、木通、泽泻清利湿热，适用于肝火兼夹湿热证。泻青丸中龙胆草、栀子、大黄泻肝经实火，配以羌活、防风散热，善治肝经积热所致目赤肿痛，烦躁易怒不能安卧，尿赤便秘。《眼科启明》糖煎散（龙胆草、防风、防己、大黄、荆芥、赤芍、当归、川芎、甘草）治郁火伤肝，风轮钉翳，疼痛甚者，该方泻火散血，和泻青丸有异曲同工之效。

泻青丸中用羌活、防风，和新制柴连汤中应用柴胡、蔓荆子、荆芥、防风宗旨不同。虽都是风药，但前者取其散郁火，使肝经郁火发出来，从而协同发挥泻火作用。而后者为清头目、散风邪，在清肝泻火同时疏解外感风热之邪。

（庄曾渊　盛倩　魏春秀）

【出处】《金匮钩玄》。

【原方剂量】南星（姜制）二两，苍术（泔浸）二两，黄柏（酒炒）二两，川芎一两，白芷半两，神曲（炒）半两，桃仁半两，威灵仙（酒拌）三钱，羌活三钱，防己半两，桂枝三钱，红花（酒洗）一钱半，草龙胆半钱。上为末，曲糊丸，梧子大，每服一百丸，空心白汤下。

【心得剂量】胆南星 6g，苍术 10g，黄柏 10g，川芎 10g，白芷 10g，神曲 10g，桃仁 10g，威灵仙 10g，羌活 10g，防己 10g，桂枝 10g，红花 8g，龙胆草 10g。

【功效】清热化湿，化瘀祛痰，祛风通络。

【主治】湿热蕴积，痰瘀阻络所致眼痛，畏光流泪，抱轮红赤，或眼干涩，异物感，泪少，口干，全身可伴关节疼痛，屈伸不利。

【方义】

湿热蕴积 { 眼红眼痛 畏光流泪 关节疼痛 } 清热燥湿 化瘀祛痰 祛风通络 { 苍术、黄柏、龙胆草、防己—清湿热

瘀痰阻络 胆南星—燥痰散风

桃仁、红花、川芎—活血祛瘀

羌活、白芷、桂枝、威灵仙—祛风通络

神曲—消积化滞

【临床应用】

1. 急性前葡萄膜炎。发病急骤，眼红，眼痛，可波及眼眶及前额，角膜内皮水肿，角膜后沉积物尘状，或有前房积脓，常有关节强直性脊椎炎史，腰背痛，腰椎活动受限，晨僵，HLA-B27（+）。

2. 干燥综合征。眼干涩，异物感，泪少，畏光，视疲劳，视力波动，结膜干燥，无光泽，色红发暗，伴四肢关节疼痛或屈伸不利，皮肤干痒，粗糙色暗，紫癜样皮疹，口腔溃疡。

【心悟】

上中下痛风方是朱丹溪治疗痛风的名方。《丹溪心法》只列药物组成，言其"治上中下疼痛"而未载方名。《金匮钩玄》称该方为"上中下痛风方"。朱丹溪所称的"痛风"，是"痹证"的代名词，包括了所有以关节疼痛为主的病证。朱丹溪"痛风论"认为痛风是内有血热，而后外受风寒湿邪，以致寒凉外搏，热血得寒，瘀浊凝涩，经络不通所致。

朱丹溪言痛风"大率有痰、风热、风湿、血虚"，故制上中下痛风方，用羌活、白芷、桂枝、威灵仙祛风以宣于上，以苍术、黄柏、龙胆草、防己泄热利湿以泄于下，以胆南星燥痰，桃仁、红花、川芎活血，神曲消滞以调中气。全方清热燥湿，化瘀祛痰，祛风通络都能兼顾，故而被《医方集解》称为"治痛风之通剂也"。《金匮钩玄》另载大法主方：苍术、胆南星、川芎、当归、白芷、酒黄芩，在上者，加羌活、桂枝、桔梗、威灵仙；在下者，加牛膝、防己、木通、黄柏；血虚者，多用川芎、当归，佐以桃仁、红花，是针对"有痰、风热、风湿、血虚"综合而设。

上中下痛风方所主之痛风相当于现代医学的风湿性疾病。

多种风湿性疾病都可引起或伴发眼部病变。类风湿因子阴性的椎关节病，如关节强直性脊椎炎就与急性前葡萄膜炎相关。这类前葡萄膜炎发病急，眼红，眼痛，畏光流泪，呈非肉芽肿型炎症，角膜后沉积物细小尘状，房水混浊，前房内纤维素样渗出，或前房积脓。若疼痛剧烈，波及眼眶，加细辛、藁本、蔓荆子；混合充血、压痛明显，加牡丹皮、栀子；前房积脓，加生石膏、知母。

（庄曾渊　李欣　盛倩）

独活寄生汤

益气养血补肝肾
祛风散寒止痹痛

【出处】《备急千金要方》。

【原方剂量】独活三两，寄生二两，杜仲二两，牛膝二两，细辛二两，秦艽二两，茯苓二两，桂心二两，防风二两，芎䓖二两，人参二两，甘草二两，当归二两，芍药二两，干地黄二两。前十五味㕮咀，以水一斗，煮取三升，分三服。

【心得剂量】独活10g，桑寄生15g，杜仲10g，牛膝10g，细辛3g，秦艽10g，茯苓10g，肉桂3g，防风10g，川芎10g，党参10g，炙甘草10g，当归10g，白芍10g，生地黄10g。

【功效】祛风湿，益肝肾，补气血。

【主治】外感风寒湿邪，肝肾不足，气血亏虚所致干涩昏花，目珠隐痛，轻度抱轮红赤，瞳神干缺，腰膝冷痛，屈伸不利。

【方义】

外感风寒湿邪　干涩昏花　　祛风湿　独活、细辛、防风、秦艽—祛风散寒，止痹痛
肝肾不足　　　目珠隐痛　　　　　　肉桂—温通血脉
气血亏虚　　　腰膝冷痛　益肝肾　桑寄生、杜仲、牛膝—补肝肾，强腰膝
　　　　　　　屈伸不利　补气血　当归、白芍、川芎、生地黄—养血活血
　　　　　　　　　　　　　　　　　党参、茯苓、炙甘草—补气健脾

【临床应用】

风湿性疾病相关前葡萄膜炎恢复期。眼前节炎症已减轻或迁延不愈。视力模糊，干涩隐痛，视疲劳，不耐久视，睫状充血减退，角膜后沉积物呈色素性，房水细胞偶见，前房闪辉微弱，或前房闪辉阳性，但不伴房水细胞，伴腰膝酸痛，活动不利，或膝踝肘关节及指关节疼痛，肢体乏力，头晕耳鸣，形体消瘦。

【心悟】

《备急千金要方》曰："夫腰背痛者，皆由肾气虚弱，卧冷湿地当风得之，不时速治，喜流入脚膝，为偏枯冷痹，缓弱疼重，或腰痛挛脚重痹，宜急服此方……诸处风湿亦用此法，新产竟患腹痛不得转动，及腰脚挛痛不得屈伸痹弱者，宜服此汤除风消血。"方中药物大致分为三类，一是祛风散寒除湿药。独活祛风散寒除湿，细辛祛风温阳，秦艽祛风湿、舒经络，防风游走十二经络而祛风，肉桂活血温阳。二是补肝肾强腰膝药。桑寄生、牛膝、杜仲补益肝肾，强壮腰膝。三是养血益气药。当归、白芍、川芎、生地黄养血活血，茯苓、人参健脾益气。全方以祛风散寒除湿为主，兼以强腰膝，益气养血。

临床上独活寄生汤常用于肝肾不足，气血两虚，外感风寒湿邪所致的痹证。风湿性疾病和眼病关系密切。有学者提出，风湿性疾病伴发葡萄膜炎的活动性在一定程度上反映风湿性疾病的活动性，呈平行相关，因而在治疗上有共性。以风湿性疾病伴发前葡萄膜炎为例，急性期以眼红眼痛为主症，可伴见畏光流泪、视力下降和眼前节炎症，其病机和"风寒湿三气杂至而成痹"相通，痹阻络脉，络脉不通。若经中西医治疗，病情减而未瘥，延至 3 个月以上，或慢性过程，以视物昏花，干涩隐痛为主症，眼前节炎症表现减轻，或尚有关节、腰膝酸痛等症，呈正虚邪实表现者，系风寒湿阻络，同时耗伤阴血，或者郁热伤络，气血两虚，可用此方进行诊治。

独活寄生汤与上中下痛风方均治疗前葡萄膜炎，有一定区别。一是病因病机不同。上中下痛风方针对湿热蕴积，痰瘀阻络，邪盛实证，症见眼红眼痛，畏光流泪。而独活寄生汤针对外感风寒湿邪，肝肾不足，正虚邪实证，症见干涩昏花，目珠隐痛，炎症迁延不愈，全身伴见腰膝冷痛，酸重无力，屈伸不利，或麻木偏枯，冷痹日久不愈。二是所治病变分期不同。上中下痛风方针对急性前葡萄膜炎的炎症发作期，独活寄生汤用于前葡萄膜炎恢复期。

（庄曾渊　李欣）

还阴解毒汤

扶正气养血滋阴
祛湿毒梅疮入目

【出处】《审视瑶函》。

【原方剂量】川芎、当归（酒洗）、生地黄、金银花（去叶）、连翘、黄芩（酒炒）、土茯苓、细甘草、黄连（酒炒）、苦参、麦门冬（去心）、白芍药（酒洗）、玄参。各等分。上剉剂，白水二盅，煎至八分，去滓温服。

【心得剂量】川芎10g，当归10g，生地黄15g，金银花15g，连翘10g，黄芩10g，土茯苓30g，生甘草8g，黄连10g，苦参10g，麦冬10g，白芍10g，玄参15g。

【功效】清利湿热，活血通脉。

【主治】阴虚血少，湿热蕴毒，脉络瘀滞所致抱轮红赤，瞳神紧小，视物模糊，口渴咽干，头晕目眩，手足心热，腰膝酸软等症。

【方义】

```
阴虚血少 ⎰抱轮红赤    ⎧土茯苓—清热利湿解毒
湿热蕴毒 ⎨瞳神紧小 清利湿热 ⎨黄芩、黄连、苦参—清热燥湿
脉络瘀滞 ⎱视物模糊 活血通脉 ⎨金银花、连翘—清热解毒
                      ⎨川芎、当归、白芍—养血活血
                      ⎨生地黄、玄参、麦冬—养阴生津
                      ⎩生甘草—调和诸药
```

【临床应用】

梅毒性葡萄膜炎。玻璃体混浊，眼底典型病变常累及视盘及其周围区，视盘边界不清，周围有黄白色渗出性病变，视网膜水肿或有浅层出血。视网膜血管被渗出物环绕呈动脉炎和动脉周围炎表现。全身伴见阴虚血亏诸症。

【心悟】

本方出自《审视瑶函·因毒症》，谓："治梅疮余毒未清，移害于肝肾，以致蒸灼，神水窄小，兼赤丝，黑白混浊不清，看物昏眊不明。"根据上述病因、病位、症状，推断文中所治眼病为梅毒性葡萄膜炎。梅毒在眼部表现多样，葡萄膜炎最常见，前部可见肉芽肿性和非肉芽肿性虹膜睫状体炎，后部损害常见脉络膜炎和脉络膜视网膜炎，在发病形态上有一定特点，结合病史利于观察。梅毒一经确诊，必须进行专业驱梅治疗。中西医结合，早期、正确治疗，梅毒性葡萄膜炎是可治愈的。

还阴解毒汤可分解为多个相互关联的药组，以加深理解。如金银花、玄参、当归、甘草系四妙勇安汤，金银花、连翘、黄芩为双黄连组方，而玄参、麦冬、生地黄是增液汤，川芎、当归、生地黄、白芍是四物汤。从多角度、多靶点辅佐土茯苓、苦参、黄连清利湿热解毒，组方很是缜密。

《审视瑶函》提示引起本病的病机是"肝肾有亏，阴虚血少，胆之清汁不充，因化源弱，目络无滋，故邪得以乘虚，故入目为害"。更加印证了本方既能祛邪又兼扶正的立方主旨。本方除适用于治疗梅毒性葡萄膜炎外，对于阴虚血少，湿热蕴毒，脉络瘀滞的视网膜血管病变，以及葡萄膜炎也适用，如白塞病、视网膜静脉周围炎、节段状视网膜动脉周围炎等。视网膜血管炎症往往伴有血管狭窄，甚至血管闭塞，出现血管白鞘、视网膜出血渗出，证候分析，若方证对应，即可选用。

（庄曾渊　柏梅）

二 陈汤

燥湿化痰消痰核

理气和中悦中脘

【出处】《太平惠民和剂局方》。

【原方剂量】半夏（汤洗七次）五两，橘红五两，白茯苓三两，甘草（炙）一两半。上为㕮咀。每服四钱，用水一盏，生姜七片，乌梅一个，同煎六分，去滓，热服，不拘时候。

【心得剂量】半夏10g，陈皮10g，茯苓10g，炙甘草6g。

【功效】燥湿化痰，理气和中。

【主治】痰湿阻滞所致胞生痰核、云雾移睛、视瞻昏渺、胸膈痞满、恶心呕吐、肢体困倦。

【方义】

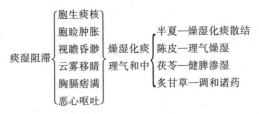

【临床应用】

1. 霰粒肿。痰湿凝聚形成包块隆起。

2. 炎性玻璃体混浊。用于继发于玻璃体附近的炎症病变引起的炎性玻璃体混浊。

124

3. 脉络膜视网膜炎。炎症后期瘢痕形成或组织增生。

【心悟】

二陈汤（《太平惠民和剂局方》）治痰饮为患，或呕吐恶心，或头晕心悸，或中脘不快，或发为寒热，或因食生冷脾胃不和。本方药少功专，犹如四君子汤、四物汤是补气、补血的基本方一样，二陈汤是燥湿化痰的基本方。为了便于分类，凡治痰湿阻滞的同类方剂都作为二陈汤的系列方。眼科常用方有：

化坚二陈汤：由二陈汤加黄连、僵蚕组成，功能化痰散结，治痰湿积聚的霰粒肿。若兼风热，红痛肿胀加蒲公英、连翘、黄芩、荆芥、防风。

温胆汤：由二陈汤加枳实、竹茹组成，功能清胆和胃，理气化痰，治胆腑痰热，胆胃不和。玻璃体即神膏，由胆中清汁升发于上积聚而成。肝胆湿热上扰而致眼前黑花飘动，治宜清胆化痰，以温胆汤加浙贝母、夏枯草、茺蔚子、车前子。

十味温胆汤：由温胆汤去竹茹，加熟地黄、党参、酸枣仁、远志、五味子组成，功能益气养血，化痰宁心。慢性眼底病患者，久病心身压力大，心胆气怯，痰浊内扰，视物昏花，惊悸不眠，气短自汗。本方能祛邪扶正，标本兼顾，利于炎性病变后期的康复。

导痰汤："治顽痰胶固，非二陈汤所能除者。"导痰汤由二陈汤加胆南星、枳实组成，行气化痰力量更强。配合桃红四物汤治脉络膜视网膜炎症后瘢痕形成和视网膜出血后增殖改变属痰瘀互结证者，体虚者加黄芪、白术补气。《丹溪心法》曰："凡人身上中下有块者，多是痰""许学士用苍术治痰成窠囊"，窠囊由痰夹瘀血而成。眼部的某些结节包块可应用苍附导痰丸（苍术、香附、枳壳、陈皮、茯苓、胆南星、姜半夏、甘草）

加活血药治疗。

痰证变化多、兼症多，临床上二陈汤的系列方剂较多，以上只是最常用的配伍用例。眼科因痰湿引起的疾病很多，如霰粒肿、炎性玻璃体混浊、视网膜水肿渗出、视网膜浆液性脱离，均与气化不利，水湿循行障碍，痰饮积聚相关。由于病机不同，有偏寒偏热，夹风夹食，体虚体实的不同。一般而言，外感风热或风寒外束，过食肥甘，内蕴湿热，生痰动火，焮红肿痛，形体壮实，为痰火，属热属实；若目暗昏渺，形体虚弱，或呕恶泄泻，气短声怯，头晕头沉，久病内障迁延，为湿痰，属寒属虚实夹杂。在用二陈汤化痰和中的基础上，痰火者当首治病因，祛邪为主，湿痰者当结合调理脾胃，扶正祛邪。加减配比上必定遵循辨证论治原则，才能切中病机。

（庄曾渊　潘红丽）

除湿汤
清脾胃湿热上冲
除睑缘眼皮赤烂

【出处】《眼科纂要》。

【原方剂量】连翘、滑石、车前、枳壳、黄芩、川连、木通、甘草、陈皮、白茯、荆芥、防风。

【心得剂量】连翘 10g，滑石 10g，车前子 15g，枳壳 10g，黄芩 10g，黄连 5g，木通（不用），生甘草 6g，陈皮 10g，茯苓 15g，荆芥 10g，防风 10g。

【功效】清利湿热，祛风止痒。

【主治】脾胃湿热蕴积，复感风毒所致睑缘赤烂痒痛、渗出黏液，或胞睑红赤、皮疹簇生，胸闷纳呆。

【方义】

湿热蕴积
复感风毒
{ 睑缘赤烂痒痛
渗出黏液
眼睑皮疹
脘腹胀满 }
清利湿热
祛风止痒
{ 黄芩、黄连、连翘—清热燥湿解毒
茯苓、滑石、木通、车前子—淡渗利湿
枳壳、陈皮—行气化湿
防风、荆芥—祛风止痒
生甘草—调和药性 }

【临床应用】

1. 溃疡性睑缘炎。眼痛眼痒，眼睑充血潮红，睫毛根部脓疱结痂，清除后见溃疡。

2. 眼睑皮肤湿疹、眼睑接触性皮炎。胞睑红赤，皮疹簇生，甚则溃破。

3. 睑板腺功能障碍。眼痒，烧灼感，异物感，视物模糊，睑缘圆钝、充血、腺口凸起，指压眼睑有污浊睑脂排出，结膜轻度充血，或伴口黏腻、纳呆便溏等症。

【心悟】

除湿汤（《眼科纂要》）治风弦赤烂外障，属湿热偏盛者。本方系针对当时岭南地区的发病特点所拟。书中记载当地土卑地湿，气候酷热，日久熏蒸，易致眼疾。指出湿热之邪是导致眼病的重要病因，因此治疗上尤注意清热除湿。

除湿汤临床多用于风赤疮痍、风弦赤烂等属风湿热合病而湿重者。风湿热毒蕴蒸眼睑肌肤而致红赤痛痒、渗出黏液、糜烂结痂等。若热甚，红赤灼热明显者，可加生地黄、牡丹皮、赤芍；湿甚，溃破糜烂流黄水者，加苦参、地肤子、土茯苓、苍术、黄柏；风甚瘙痒不可忍者，加地肤子、蝉蜕、乌梢蛇；眵多胶黏者可加蒲公英。

睑板腺功能障碍常因睑脂的质和量的改变，脂质层的功能障碍，致泪膜异常引起干眼。老年人多数睑脂低排放，泪液和脂质分泌均少，干眼属泪液分泌不足和蒸发过强的混合型。中青年一般睑脂高排放或睑板腺阻塞，干眼属蒸发过强型。应用本方时，对老年混合型干眼患者，宜加活血养血药如当归、川芎、赤芍。对蒸发过强型干眼患者，伴有结膜炎症，眼红、多眵，加蒲公英、紫花地丁、金银花，伴角膜损伤者，加生石决明、草决明、苍术。

"除湿汤"这一方名在《奇效良方》《三因极一病证方论》《世医得效方》《杂病源流犀烛》等众多古文献中均有出现。其中《奇效良方》除湿汤（半夏、厚朴、苍术、藿香、陈皮、茯苓、白术、甘草）较为常用，主治寒湿所伤，身体重着、腰腿酸痛、大便溏泄等。虽与《眼科纂要》除湿汤同名，但寒热属性迥异，适应证完全不同。中医文献中名同实异的方剂有很多，在学习时应注意药物组成及主治功效。

（张明明　魏春秀　庄曾渊）

【出处】《伤寒论》。

【原方剂量】半夏（洗）半升，黄芩三两，干姜三两，人参三两，黄连一两，大枣（擘）十二枚，甘草（炙）三两。上七味，以水一斗，煮取六升，去滓，再煮，取三升，温服一升，日三服。

【心得剂量】半夏10g，黄芩10g，干姜6g，党参10g，黄连6g，大枣10g，炙甘草6g。

【功效】清化湿热，调理脾胃，升清降浊。

【主治】脾失健运，湿热中阻，气机失常所致视物模糊，目赤，心下痞满，或干呕，或呕吐，肠鸣下利。

【方义】

脾失健运　目赤目昏　　　　　　半夏—和胃降逆，消痞散结
湿热中阻　心下痞满　清化湿热　干姜—温中散寒
气机失常　但满不痛　调理脾胃　黄连、黄芩—泄热开痞
　　　　　干呕或吐　升清降浊　党参、炙甘草、大枣—益气健脾
　　　　　肠鸣下利

【临床应用】

1. 葡萄膜炎。葡萄膜炎患者临床长期应用激素或免疫抑制剂如甲氨蝶呤、硫唑嘌呤、雷公藤等，出现脘痞，口干口苦，气短，心悸乏力，大便溏薄，舌淡苔黄腻等消化道病变。

2. 肠型白塞病。消化道损害以回盲部多发性溃疡为主，可见恶心、呕吐、纳呆厌食、心下痞满、腹痛腹泻、便血、虚烦失眠等症，或伴口腔溃疡、眼部病变。

3. 眼轮匝肌痉挛。眼睑或伴全身肌肉游走性跳动，伴纳呆、腹胀、头昏、眠差等。

【心悟】

半夏泻心汤（《伤寒论》）治柴胡汤证误下后，脾失健运，升降失调，气郁化热，津凝为湿所致心下痞、呕吐、下利。此时已无寒热往来，胸胁苦满，非少阳证，故小柴胡汤去柴胡，加黄连清热，生姜改干姜散寒，遂成半夏泻心汤，以辛开苦降，升清降浊。近现代对本方的应用已超出《伤寒论》柴胡汤证误下引起心下痞的范畴，凡辨证符合脾失健运，湿热中阻，气机失常者，均可以本方为基础方加减应用。

根据病变部位，一般将白塞病归于狐惑病范畴。《金匮要略》曰："狐惑之为病，状如伤寒，默默欲眠，目不能闭，卧起不安，蚀于喉为惑，蚀于阴为狐，不欲饮食，恶于食臭，其面目乍赤、乍黑、乍白……甘草泻心汤主之。"上述症状可归纳为外感症状、情志症状、消化道症状，以及咽喉部病变和阴部病变五类。前三类症状可出现在多种外感热病中，无特异性。后两种病变与白塞病发病特征有关，所以狐惑病可包含白塞病但不能等同。甘草泻心汤，即半夏泻心汤重用甘草（炙甘草）9～12g，辛开苦降，清化湿热，调理脾胃，对白塞病特殊型中的肠型及白塞病完全型、不完全型，全身辨证属湿热中阻、胃气虚弱者适用。若口腔溃疡反复发作，可加生石膏、藿香；阴部溃疡红肿疼痛，加蒲公英、败酱草、土茯苓。

（庄曾渊　张明明　魏春秀）

猪苓散

清理湿热通胆腑
精汁纯净云雾除

【出处】《审视瑶函》。

【原方剂量】木猪苓一两，木通一两，萹蓄一两，苍术（泔水制）一两，黑狗脊一两，大黄（炮）一两，滑石（飞过）一两，栀仁一两，车前子（酒蒸过）五钱。上为细末，每服三钱，空心青盐汤调下。

【心得剂量】猪苓10g，木通（不用），萹蓄10g，苍术10g，狗脊10g，熟大黄6g，滑石10g，栀子10g，车前子10g。

【功效】清热利湿。

【主治】湿热蕴结所致云雾移睛，视瞻昏渺，头重体倦，胸闷泛恶。

【方义】

$$
湿热蕴结\begin{cases}云雾移睛\\视瞻昏渺\end{cases}清热利湿\begin{cases}猪苓、木通、萹蓄、滑石、车前子—清利湿热\\苍术—燥湿健脾\\熟大黄、栀子—通利泄热\\狗脊—补肝肾\end{cases}
$$

【临床应用】

1. 炎性玻璃体混浊。可伴有眼内其他组织的炎性病变，如中间葡萄膜炎、视网膜血管炎。

2. 渗出性视网膜脱离、卵黄样黄斑变性。视物模糊，视直如曲，全身伴头重体倦，胸闷泛恶等。

【心悟】

猪苓散（《审视瑶函》）治云雾移睛："肾弱不能济肝木，则虚热，胆生肝旁，但肝木枯胆气不足，故行动举止，则瞳内神水荡漾，有黑影如旗旆、蛱蝶、绦环等状。"玻璃体相当于中医学的神膏。神膏由胆中精汁发于上积聚而成。精汁源自肝，盛于胆。胆为中清之府，神膏本性清纯，若肾虚，肾水不足，肝失所养，则胆气不足，胆汁湿热内生，则见黑影飘动，云雾移睛。本病本虚标实，治疗当分标本缓急，先治标，用猪苓散清湿热，清肝胆之邪，使有形之湿消，而后用《银海精微》补肾丸（石菖蒲、枸杞子、茯苓、人参、山药、泽泻、菟丝子、肉苁蓉）补益肝肾以治本。

《秘传眼科龙木论》秘方猪苓汤（猪苓、木通、栀子、大黄、狗脊、萹蓄）治"眼常见黑花如绳牵者"。《审视瑶函》猪苓散在其基础上加苍术、滑石、车前子而成，清热利湿力量更强。《审视瑶函》猪苓散的药物组成与清热利湿的八正散（木通、萹蓄、滑石、车前子、大黄、栀子、炙甘草、瞿麦）相似，但较之增加了猪苓、苍术、狗脊，还具健脾运，补肝肾之功。《眼科金镜》加减猪苓汤较《审视瑶函》猪苓散少苍术，加泽泻、茯苓、葛根，利水渗湿力量更强。临证可灵活选用。

本方不适用于高度近视玻璃体混浊、老年人玻璃体后脱离等退行性病变的治疗。

（庄曾渊　杨海静）

清燥救肺汤

清宣燥热润肺金
益气和中滋化源

【出处】《医门法律》。

【原方剂量】桑叶三钱，石膏（煅）二钱五分，甘草一钱，人参七分，胡麻仁（炒、研）一钱，真阿胶八分，麦门冬（去心）一钱二分，杏仁（泡、去皮尖、炒黄）七分，枇杷叶（刷去毛、蜜涂炙黄）一片。

【心得剂量】桑叶10g，生石膏10~15g，甘草6g，党参10g，黑芝麻10g，阿胶珠10g，麦冬10g，苦杏仁10g，枇杷叶10g。

【功效】清燥润肺，养阴益气。

【主治】燥热伤肺，气阴两伤所致眼干涩、异物感、灼热感，眼红，畏光，或咽喉干痛，口渴鼻燥。

【方义】

```
                    ┌眼干眼红           ┌桑叶—清燥热
燥热伤肺  ┌灼热异物感  ┌清燥润肺   │石膏—清泄肺热
气阴两伤 │咽干鼻燥  │养阴益气   │杏仁、枇杷叶—降泄肺气
         └干咳无痰           │麦冬、胡麻仁、阿胶—养阴润肺
                            │党参—益胃津、养肺气
                            └甘草—补胃气兼调和药性
```

【临床应用】

1. 干眼。眼干涩不适、泪少、眼红、畏光怕风、视力下降、不耐久视、口干苦、皮肤干燥发痒等。

2. 泡性角结膜炎。角膜缘灰白色泡状隆起累及角膜，周围赤脉环绕，涩疼畏光，异物感。

3. 放射性视神经病变。脑部或鼻咽部肿瘤放射治疗后，出现单眼或双眼视力下降以致失明，系热毒伤络，耗伤津血，可用本方养阴益气，润燥通络。

【心悟】

清燥救肺汤为明清医家喻嘉言所创制。喻氏将《内经》病机十九条中"诸气膹郁，皆属于肺""诸痿喘呕，皆属于上"，都归属于肺燥，认为是由于燥之伤肺，肺失清肃之令，治节不行，遂生上述诸症，需按燥证治疗，但苦于以往治燥茫无成法，于是采用清润宣降之品组成本方。方中桑叶、杏仁、枇杷叶宣降肺气，石膏清解肺热，麦冬、阿胶、胡麻仁滋阴润燥，人参、甘草益气生津、培土生金，集宣降、清火、润肺、养胃于一体，既清燥热又养气阴，标本兼顾，恢复肺的肃降功能。

喻嘉言在刘完素"诸涩枯涸，干劲皴揭，皆属于燥"之后又提出"燥胜必渴"，深刻揭示了燥证和津液不足的病机关联。人体内体液及正常分泌物，如胃液、涕泪等一切正常水液，皆为津液，津液源于谷气，谷气赖胃气的化生。清燥救肺汤中石膏用煅，避用天冬、知母，用参、草补气，反映出喻氏治燥特别注意保护胃气的观点。

在眼科，白睛属肺，燥热伤肺是白睛病的重要病因之一。燥邪致病，首先表现出燥胜则干的特征。在其病机演变过程中，燥易化火，伤于白睛，眵干赤脉；伤于黑睛，翳障模糊。又能引起肺失肃降，肺气壅阻，致白睛肿胀，目珠疼痛。燥伤津液，肺阴亏虚，白睛干皴无光泽。常见病症如白涩症，涩痛昏蒙、不肿不赤；干涩昏花症，症见干涩不爽、视物昏花、白睛充血无光泽；神气枯瘁症，症见干涩刺痛、视物昏花、白睛枯涸皱褶。上述诸症和燥热有关，皆可选用清燥救肺汤加减治疗。若燥邪化火，症见目赤磨痛、黑睛翳障、口渴便秘加石决明、决明子、菊花、桑白皮、黄芩；阴液耗伤、神水枯少，合知柏四物汤。又如金疳，干涩隐痛畏光，白睛表面或黑睛边缘灰白色颗粒隆起，初如玉粒，周围绕以赤脉，亦可见赤脉呈束状侵入黑睛，系外感燥热、气机郁滞、血瘀津凝所致，予清燥救肺汤加夏枯草、连翘、赤芍、香附化痰散结。

白涩症、干涩昏花症和神气枯瘁症皆属于干眼的症状，虽然病因和病势不同，但治疗原则是一致的。在眼科有应用清燥救肺汤治疗 Mikulicz 病、Sjögren 病的报道。临床选方用药时，需根据患者热象轻重，阴伤程度，病程长短灵活加减，对于初起热象重者，加牡丹皮、生地黄、水牛角，去阿胶。补益药物剂量不可大，否则易敛邪。病久已无热象，阴伤重者，可去石膏，重用益气活血、滋阴生津之药。

（庄曾渊　潘红丽）

【出处】《重楼玉钥》。

【原方剂量】大生地二钱，麦冬一钱二分，生甘草五分，玄参钱半，贝母（去心）八分，丹皮八分，薄荷五分，炒白芍八分。

【心得剂量】生地黄 12g，麦冬 10g，生甘草 6g，玄参 10g，浙贝母 10g，牡丹皮 10g，薄荷 6g，白芍 10g。

【功效】养阴清肺，凉血散结。

【主治】肺肾阴虚，燥热伤肺所致眼干涩不舒，白睛红赤或微赤，畏光，口干鼻燥咽干，五心烦热，溲赤便秘。

【方义】

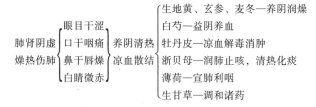

【临床应用】

1. 干眼。眼干涩，视久易疲劳，白睛微赤，黑睛可细点星翳，病势迁延，全身可见干咳少痰，口干鼻燥，咽干便秘，偶有烦热，苔薄少津，脉细。

2. 巩膜炎。前巩膜炎后期，眼球轻度压痛，白睛红赤，结

137

节已趋平复，全身可见口干咽干。

3. 泡性结膜炎。球结膜灰红色泡状隆起，周围血丝较淡，干涩不适，伴咽干，便秘等。

【心悟】

本方在《重楼玉钥》治白喉，云："缘此症发于肺肾，凡本质不足者，或遇燥气流行，或多食辛热之物，感触而发……经治之法，不外肺肾，总要养阴清肺，兼辛凉而散为主。"本病多由素体阴虚蕴热，复感燥气疫毒所致，以致喉间起白如腐，咽喉肿痛，鼻干唇燥。养阴清肺汤具有养阴清肺，凉血散结，解毒利咽的功效。本方邪正兼顾，养肺肾之阴以扶正；凉血解毒，散邪利咽以祛邪。

眼科取其方义，多用于阴虚燥热，迁延不愈，或反复发作，久病伤阴的外障眼病。干眼伴畏光流泪者加蝉蜕、木贼等疏风明目。巩膜炎，热毒瘀阻已退，但阴液已伤，余邪未尽，病久结节未消者，加夏枯草、赤芍、郁金等清热散结。泡性结膜炎，余邪未清，赤脉环绕者，加黄芩、决明子、密蒙花等清热退红。

养阴清肺汤和清燥救肺汤均有养阴润燥功能，均能治疗干眼。清燥救肺汤偏于治疗外燥，眼部干涩，有异物感，灼热感较重，故用桑叶、生石膏，杏仁、枇杷叶辛凉宣解兼清肺润燥。而养阴清肺汤偏于清润内燥，多用于眼干涩不舒，白睛红赤或微赤，全身伴见津液不足，阴虚燥热症状，故以生地黄、玄参、麦冬养阴增液兼清热润燥。因此，干眼眼表燥热症状较重者宜选用清燥救肺汤，而全身阴虚症状较重者宜选用养阴清肺汤。

（张明明　潘红丽　庄曾渊）

四君子汤
治气虚的基本方
益气健脾培中土

【出处】《太平惠民和剂局方》。

【原方剂量】人参（去芦）、甘草（炙）、茯苓（去皮）、白术，各等分。上为细末。每服二钱，水一盏，煎至七分，通口服，不拘时，入盐少许，白汤点亦得。

【心得剂量】党参 10g，炙甘草 6g，茯苓 10g，白术 10g。

【功效】益气健脾。

【主治】脾胃气虚所致视物模糊，目光呆滞少神，上睑下垂，常伴神疲乏力，食少便溏，面白气短等症。

【方义】

$$\text{脾胃气虚} \begin{cases} \text{视物模糊} \\ \text{上睑下垂} \\ \text{神疲乏力} \\ \text{食少便溏} \end{cases} \text{益气健脾} \begin{cases} \text{党参—益气健脾} \\ \text{白术—健脾燥湿} \\ \text{茯苓—健脾渗湿} \\ \text{炙甘草—益气和中} \end{cases}$$

【临床应用】

1. 上睑下垂。重症肌无力眼肌型，早轻暮重，劳累后加重，或伴有眼外肌麻痹，出现复视，眼球运动障碍，或伴气短乏力，肢体酸软，纳食不馨，心下痞满，心悸等症。

2. 麻痹性斜视。目珠转动不灵，眼珠突然偏斜，转动受限，视一为二，伴面色憔悴，胸闷纳呆，大便不实等症。

【心悟】

四君子汤（《太平惠民和剂局方》）治"荣卫气虚，脏腑怯弱，心腹胀满，全不思食，肠鸣泄泻，呕哕吐逆。"该方是由《伤寒论》理中丸去干姜，加茯苓衍化而来。四君子汤证的基本病机是脾运不健，气血生化不足。四君子汤是益气健脾的基础方。

目中之气又谓真气。《审视瑶函》："真气者，即目经络中往来生用之气，乃先天真一发生之元阳也。"真气又赖脾胃化生水谷之精气充养，若脾虚气弱，一则化生不足，目失所养，二则升降失司，五脏六腑之精气不能归明于目。真气虚引起视物模糊，视物异色，视力疲劳。如视神经萎缩，视力下降，视盘色淡，血管变细，若伴面色苍白，懒言气短，四肢乏力，食欲不振，大便溏泄，整体辨证属气虚证。而眼睑水肿，上睑下垂，大泡性角膜炎、复发性角膜上皮糜烂、角膜软化症角膜混浊溃疡无明显红肿，感染性角膜溃疡久不愈合，创口陷下成"陷翳"。依据局部病变的病位、病性辨证，亦和气虚有关，系气之温煦、收摄、防御和气化功能不足所致。治气虚证以补气健脾立法，四君子汤是治气虚之总方，针对不同眼病的特点随病随证化裁衍生出治疗各个具体病证的专方。眼位居高，补气方中常加入大剂黄芪，举清阳之气上输于目是眼科运用补气法的特色。

气虚又可以导致痰湿、瘀血、水肿和出血，产生本虚标实的复合证，均可以四君子汤为基础方加减或合方论治。益气化痰加姜半夏、陈皮、瓜蒌仁、枳壳，益气活血加桃仁、红花、归尾、川芎，益气利水加桂枝、猪苓、泽泻，益气摄血加黄芪、炒酸枣仁、炙远志、大枣。《原机启微》人参补阳汤治伤寒愈后余邪上走孔窍，致隐涩赤肿，生翳羞明，头脑骨痛。本方由四君子汤加黄芪、熟地黄、当归、生地黄、白芍、羌活、独活、防风、柴胡、泽泻组成，功在扶正祛邪。扶正以四君子汤补气为主，伤寒化热必伤阴血，加生地黄、熟地黄、当归、白芍兼顾，祛邪赖正气攻逐，羌活、独活、柴胡升阳，茯苓、泽泻降浊，正气周流，逐邪外出，又以黄芪、防风固表，思维缜密，堪称应用四君子汤为基础方扶正祛邪之范例。

（庄曾渊　张明明　魏春秀）

【出处】《内外伤辨惑论》。

【原方剂量】黄芪（劳役病热甚者）一钱，甘草（炙）五分，人参（去芦）三分，升麻三分，柴胡三分，橘皮三分，当归身（酒洗）三分，白术三分。上件㕮咀，都作一服，水二盏，煎至一盏，去渣，早饭后温服。

【心得剂量】黄芪 20g，炙甘草 6g，党参 10g，升麻 6g，柴胡 6g，陈皮 10g，当归身 10g，白术 10g。

【功效】补中益气，升阳举陷。

【主治】脾胃虚弱，中气下陷所致视物模糊，上睑下垂，常欲坠闭，不耐久视，体倦肢软，懒言少气，自汗便溏。

【方义】

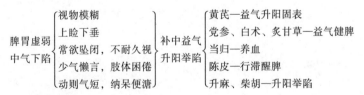

脾胃虚弱　视物模糊　上睑下垂　常欲坠闭，不耐久视　少气懒言，肢体困倦　动则气短，纳呆便溏｝补中益气　升阳举陷｛黄芪—益气升阳固表　党参、白术、炙甘草—益气健脾　当归—养血　陈皮—行滞醒脾　升麻、柴胡—升阳举陷

【临床应用】

1. 原发性视网膜色素变性。夜盲，视野狭窄，视力减退，伴面色苍白，神疲乏力，嗜卧少动等症。

2. 上睑下垂。重症肌无力眼肌型，早轻暮重，劳累后加重，或伴有眼外肌麻痹，出现复视，眼球运动障碍，可伴见肢体乏力，动则气短，胸闷叹息等症。

3. 黄斑囊样水肿。糖尿病视网膜病变或白内障术后，眼前黑影，视物变形或变色，黄斑区出现花瓣样囊样改变，伴肢倦乏力，大便溏薄，纳呆无味。

【心悟】

补中益气汤是体现李东垣学术思想的代表方。补中即补脾胃。脾胃为后天之本，升降之枢。脾胃健，元气才足，则清阳升。补中益气汤集中了补气、升阳两大功效，通常用于元气虚弱，气虚下陷引发的多种病证。

目中真气不足而视力下降者当用补中益气汤益气升阳。目中真气不足可因脾胃虚弱，中气不足累及眼所致。"损者益之""下者举之"，补中益气正合此意。补中益气汤在补气升阳的同时，注意到了气火、气血的平衡。升麻、柴胡性味苦平，引清气上升，其深意能防阴火乘位，伤脾胃升发之气，且用量较小，黄芪与升麻之比为（3~5）：1，避免升发太过，对气虚阴火所致心烦热、头痛口渴有治疗作用。补中益气汤中用当归是针对阴火煎熬，血气日减，心失所养，心乱而烦所设，当归生血能养心除烦。若血中伏火旺者少加黄柏，进而少加生地黄，水旺心火自降，犹如与朱砂安神丸同用。慢性虚损性眼病，病程缠绵，视力模糊，除气虚症状外，往往有心烦失眠等症，补中益气汤治疗作用全面，比单纯补气更加合适。

脾胃气虚又可继发许多病证。若脾胃虚弱，运化不健而湿邪不化，阳气不升，症见倦怠嗜卧，面无华泽，四肢乏力，体重节痛，纳呆口淡，大便溏薄，宜补气升阳，淡渗利水，再加风药胜湿，李东垣创升阳益胃汤（补中益气汤去当归、升麻，加羌活、独活、防风、茯苓、泽泻、半夏、黄连、白芍）益气升阳除湿。若脾胃气虚，谷气不能上升，下流肝肾，相火妄动，症见四肢发热，肌热烙手，头痛口渴，消瘦气短，宜补气升阳泻火，李东垣制补脾胃泻阴火升阳汤（补中益气汤去当归、陈皮，白术易苍术，加羌活、黄芩、黄连、石膏）。这些方剂系统反映了李东垣的学术观点。

补中益气汤益气与升阳并用。《审视瑶函》曰："补不可过用参术以助其火。"对气虚患者要避免急功近利，用附子、细辛等辛热药，本意欲鼓动阳气升发，却导致壮火食气，引起心烦失眠，气虚症状反而加重。即使确有阳虚指征，亦当斟酌用量，守"少火生气"之法，注意配伍。

（庄曾渊　盛倩）

冲和养胃汤

益气升阳泻阴火
养胃固本治内障

【出处】《兰室秘藏》。

【原方剂量】干姜一钱，五味子二钱，白茯苓三钱，防风五钱，白芍药六钱，柴胡七钱，人参一两，炙甘草一两，当归身（酒洗）一两，白术一两，升麻一两，葛根一两，黄芪一两五钱，羌活一两五钱。上㕮咀，每服五七钱，水三大盏，煎至二大盏，入黄芩、黄连二钱，同煎数沸，去渣，煎至一盏，热服，食远。

【心得剂量】干姜 3g，五味子 6g，茯苓 10g，防风 10g，白芍 10g，柴胡 10g，党参 10g，炙甘草 10g，当归 10g，白术 10g，升麻 10g，葛根 15g，黄芪 15g，羌活 10g，黄芩 10g，黄连 10。

【功效】益气升阳泻火。

【主治】脾胃气虚，阴火上乘所致视物模糊，视疲劳，畏光羞明的内障眼病，伴见食少便溏，肢倦无力，心烦失眠，气短自汗。

【方义】

脾胃气虚 阴火上乘 ｛视物模糊 视疲劳 神疲乏力 心烦失眠｝ 益气升阳泻火 ｛党参、黄芪、炙甘草—甘温补气
白术、茯苓—健脾益气除湿
干姜—温中和胃
五味子—补气敛气
升麻、柴胡、葛根、羌活、防风—升阳散火
黄连、黄芩—苦寒泻火
白芍、当归—敛阴血，解血中伏热｝

【临床应用】

1. 老年性白内障初发期。视力模糊，晶状体轻度混浊，不耐久视，四肢困倦，心烦不宁。

2. 原发性开角型青光眼、慢性闭角型青光眼、青光眼睫状体炎综合征等。眼压控制稳定，但仍感视力进行性下降，视野暗点扩大，视疲劳，畏光羞明，常欲坠闭，眼胀，心烦失眠。

3. 视神经炎、视神经萎缩，尤其是脱髓鞘性病变。视力模糊，或有眼球转动疼痛，头胀头痛，口干，心烦失眠，神疲乏力，气短懒言，或伴有全身肢体多发性病变，腿脚麻木或足痿无力。

【心悟】

冲和养胃汤又名圆明内障升麻汤，治"内障眼，得之脾胃元气衰弱，心火与三焦俱盛，饮食不节，形体劳役，心不得休息，故上为此疾"。充分体现了李东垣脾胃论有关脾胃为本，脾虚三因，气虚阴火的学术思想。李东垣认为脾胃既为元气之本，又是全身气机升降之枢。脾胃气虚，元气不能上举而下陷，湿浊下流，并于肝肾，阴火上乘。"壮火食气""壮火散气"，元气更虚而阴火不能内敛，火炎不制，神水受伤，于是引起内障眼病。《原机启微》用冲和养胃汤治"阴弱不能配阳之病"，即初发期白内障。

本方由补中益气汤去陈皮加黄连、黄芩、白芍、五味子、茯苓、葛根、羌活、防风、干姜组成，也可以看作是补中益气汤、升阳散火汤和补脾胃泻阴火升阳汤的合方，更便于理解组方内涵和临床应用。综合上述三方的主治功效，冲和养胃汤的应用指征应包括三个方面：①脾胃气虚，纳呆肌瘦，倦怠困乏，肢倦无力，气短自汗，懒气少言，大便溏泄或心下痞满。②阴火上乘，四肢发热，烦躁闷乱，心烦失眠。③火烁真阴，神水受伤，上为内障。在眼则表现为视物模糊，眼睑无力，常欲坠闭，干涩隐痛，畏光流泪，或眦部充血，或内障混浊，或瞳仁散大。

眼科老年性退行性病变以及慢性眼病，一方面是因为老龄体弱，气血亏虚，脏腑失调表现为正气不足，另一方面又因正气虚而致内生郁热，呈现虚实夹杂，寒热错杂，症状多变的病状。单用补气或清热都难以对证，不易达到预期的治疗效果。本方益气健脾，升清降浊，苦寒清热，敛养阴血，标本兼治，相辅相成，多组分复方治疗疑难杂病有一定优势。

（庄曾渊　盛倩）

助阳活血汤

升发阳气解肝劳　助阳活血通九窍

【出处】《东垣试效方》。

【原方剂量】防风半钱，黄芪半钱，炙甘草半钱，蔓荆子二分，当归身（酒制）半钱，白芷三分，升麻七分，柴胡五分。上㕮咀，都作一服，水一盏半，煎至一盏，去滓，稍热服，临卧。

【心得剂量】防风 10g，黄芪 15g，炙甘草 6g，蔓荆子 10g，当归 10g，白芷 10g，升麻 10g，柴胡 10g。

【功效】补气升阳，和血补血。

【主治】阳气下陷，元气始亏所致视疲劳，视物模糊，畏光羞明，眼睫无力，常欲垂闭，或痛或昏；白睛红赤，隐涩难开，无疼痛，多眵泪。

【方义】

阳气下陷
元气始亏
{
眼睫无力
常欲垂闭
不敢久视
红赤羞明
隐涩难开
}
补气升阳
和血补血
{
黄芪、炙甘草—益气升阳
升麻、柴胡、蔓荆子—升发阳气，祛风止痛
防风、白芷
当归—和血补血
}

【临床应用】

1. 视疲劳。视物模糊，复视，眼睫无力，常欲垂闭，不敢

148

久视，久视则酸疼，伴嗜睡乏力，纳呆嗳气，多汗等症。

2. 结膜炎。急性期后，热象已退，或过用苦寒，仍见白睛红赤，羞明，隐涩难开者。

【心悟】

助阳活血汤（《东垣试效方》）治"眼发之后，犹有上热，白睛红上壅，无疼痛，隐涩难开，多眵泪。"该方在《脾胃论》名助阳和血补气汤，并具体指出造成该方所治病证的原因，即"此服苦寒药太过，而真气不能通九窍也，故眼昏花不明，宜助阳和血补气"。以上论述反映了李东垣脾胃论学术思想。饮食不节，形体劳役，七情内伤致脾胃气虚。脾虚则五脏六腑之精气皆失所司，不能归明于目，而且脾胃气虚，阴火亢盛，邪伤官窍，气虚阴火引发眼病。后世眼科医家多有发挥。

《原机启微》用助阳活血汤治七情五贼劳役饥饱之病及心火乘金水衰反制之病。七情五贼劳役饥饱之病的基本病机是脾胃生机受损，阳气不升，以致眼睑无力，常欲垂闭，眼酸胀，隐涩难开。心火乘金水衰反制之病则为目病日久，或因误服寒凉药过多，致元气不足，心火亢盛，火能克金，又反制肾水，发为抱轮红赤，视物昏蒙，情志抑郁，虚烦失眠，口干舌苦，眵多羞涩的热象。前者偏重于气虚，后者偏重于阴火。两者均为脾胃受损。助阳活血汤的方名直观反映了其补脾胃，养气血，升清阳的实质。方中以黄芪治虚劳，甘草补元气为君。黄芪既能补益脾胃之气，又能升举清阳。

助阳活血汤多用于治疗调节性视疲劳、计算机视觉症候群。久视伤血，又因久坐脾气不健，气机受阻，清阳不能上升。在气血不足的状态中，若血虚偏重，血不养睛，症见眼珠或（和）眼眶酸痛或胀痛，视近不清，眼干涩，可用当归养荣汤。

若气虚偏重，真气不足，症见眼睑沉重，畏光常欲垂闭，视物模糊，看远看近调节时间延长，需适应片刻才能看清，则用助阳活血汤。助阳活血汤还可用于治疗 Meige 综合征属气虚清阳不升者。

《银海精微》用本方治"血气不调，如神祟，痛如针刺"。痛如神祟具有"如艾之灸，针之刺，忽来忽往，无踪无迹""眼内不红不赤不肿，乍痛如神祟者"的特点，与神经性眼痛即眼部三叉神经痛的临床特征十分相似，为突发性短暂的剧痛，开始和停止都很突然，间歇期完全正常，疼痛可引起眼轮匝肌、面肌抽搐，可用助阳活血汤加僵蚕、全蝎、白附子、菊花，调和气血，息风解痉止痛。

（盛倩　庄曾渊）

补阳还五汤

补气促营血流畅

祛瘀通脉络阻滞

【出处】《医林改错》。

【原方剂量】黄芪（生）四两，归尾二钱，赤芍一钱半，地龙（去土）一钱，川芎一钱，桃仁一钱，红花一钱。水煎服。

【心得剂量】黄芪30～60g，当归尾10g，赤芍10g，地龙10g，川芎10g，桃仁8g，红花8g。

【功效】补气活血，通络明目。

【主治】气虚血瘀，脉络瘀阻所致视力下降；眼位偏斜、视一为二，或伴气短乏力，面色萎黄。

【方义】

气虚血瘀
脉络瘀阻 ｛视力下降
眼位偏斜
视一为二｝补气活血
通络明目 ｛黄芪一大补元气，气旺血行
当归尾、赤芍、川芎、桃仁、红花一活血化瘀
地龙一通经活络

【临床应用】

1. 缺血性视神经病变、视网膜动脉阻塞、青光眼视神经萎缩。视力下降，或伴气短乏力、面色萎黄，舌淡有瘀斑。

2. 麻痹性斜视。眼位偏斜，视一为二，发病于头部外伤或脑梗塞之后，常伴头痛头晕，或肢体麻木，感觉异常，神疲乏力。

【心悟】

王清任根据元气亏虚，气不能行血，发生血瘀而创制本方。原方重用黄芪，而其余的活血药总量不足黄芪用量的五分之一，可见本方旨在于补气，全方以补气为主。补气的目的是活血，辅以活血药，使气足血活。王清任创制的这个补气活血名方在眼科也应用广泛。

非血管炎性前部缺血性视神经病变系相应部位供养血管灌注不足所致。中医辨证基本病机为气虚血瘀。气虚推动无力，血行不利，目失濡养。本病主要发生于中老年人，气虚经气不足是本，情绪刺激、过劳疲惫引起脏腑功能失调，肝气郁结，心脾两虚，心气不足，影响脉络舒缩和气血循行从而诱发本病。在发病急性期出现视盘水肿、出血，加重血行障碍，急则治标，须辨析证候，消水肿，促血运。发病1~2周，症状已趋平复，而见头昏目暗，气短乏力，情绪消沉，脉缓无力，或脉细苔薄白，舌质暗淡等气虚证候，视盘水肿渐消，色白，进入消退萎缩期，病机演变为气虚血瘀，治以补阳还五汤，必要时可加党参、三七粉、茯苓加强益气活血功效。若痰火伤阴，津液不足，口干唇燥，眼干涩，加天冬、麦冬、石斛、天花粉。日久瘀积难消，加虫类剔络药，如土鳖虫、水蛭通补结合，通不伤正，补不留邪。

麻痹性斜视相当于中医学之风牵偏视，其病因与风、痰、气、血有关。正气不足，风邪侵袭，筋脉失用；肝旺脾虚，风痰阻络，筋脉松弛；或外伤、中风之后气虚血瘀，筋脉失养，都可引起眼球偏位，视一为二。对于因风、因风痰致病者，选用正容汤合牵正散加减，以祛邪通络为主。对于外伤、中风后气虚血瘀者，当用补阳还五汤论治。如大脑后动脉梗塞，病变范围波及大脑半球后部、丘脑和脑干上部，常见对侧同向性偏盲（有黄斑回避）及一过性黑矇，还可出现动眼神经麻痹。动眼神经核性损害，表现为同侧眼内直肌、下直肌、下斜肌麻痹，对侧眼上直肌麻痹，同侧瞳孔散大固定。病情稳定后，伴肢体麻木、感觉异常、面色萎黄、神疲气怯，属气虚血瘀，应用补阳还五汤，重用黄芪补气，赤芍、川芎、红花、桃仁活血化瘀，当归尾、地龙通络，再加白附子、僵蚕、全蝎以增强息风化痰、通络之功。

糖尿病视网膜病变出现棉絮斑及视网膜血管异常，小动脉分支变细，颜色变淡，FFA 查见毛细血管闭塞无灌注区，以及无灌注区边缘出现新生血管均为严重视网膜缺血征象。若患者全身乏力，懒言少气，口渴喜饮，脉细苔薄，舌质淡，有齿痕，属气虚血瘀者可用本方。黄芪用量不少于 60g，活血药 6~10g，使气旺血行，补气带动活血，祛瘀又不伤正。

（庄曾渊　潘红丽）

归脾汤

健脾益气统血运
补血养心宁心神

【出处】《内科摘要》。

【原方剂量】人参二钱，白术二钱，白茯苓二钱，黄芪二钱，龙眼肉二钱，酸枣仁二钱，远志一钱，木香五分，甘草（炙）五分，当归一钱。上姜、枣水煎服。

【心得剂量】党参10g，白术12g，茯苓12g，黄芪15g，龙眼肉10g，酸枣仁15g，远志8g，木香10g，炙甘草6g，当归10g。

【功效】健脾益气，补血养心。

【主治】心脾两虚所致视物模糊，胞睑跳动，纳少倦怠，大便稀溏，心悸怔忡，健忘失眠；脾不统血所致结膜下出血，前房出血，眼底出血。

【方义】

心脾两虚
统摄无权

- 视物模糊
- 血灌瞳神
- 心悸怔忡
- 健忘失眠
- 纳少倦怠
- 大便稀溏

健脾益气
补血养心

- 黄芪、党参、白术—补脾益气
- 龙眼肉、当归—补心养血
- 茯神、远志、酸枣仁—宁心安神
- 木香—理气醒脾
- 炙甘草—补气健脾，调和诸药

【临床应用】

1. 前房出血，眼底出血等。病程久，反复出血，色较淡，伴有体虚倦怠，食少便溏，健忘失眠。

2. 视神经萎缩。视物昏花，视野缩小，眼底视盘苍白，视网膜动脉变细，全身兼有面白无华，头晕心悸等症。

3. 眼睑水肿。眼睑浮肿，皮色不变，伴困倦乏力，食少失眠。

4. 眼轮匝肌痉挛。久病或过劳致双眼胞睑跳动，时疏时频，劳累和失眠加重，常伴有心烦、健忘、食少体倦等。

【心悟】

归脾汤（《内科摘要》）治"思虑伤脾，不能摄血，致血妄行；或健忘怔忡，惊悸盗汗；或心脾作痛，嗜卧少食，大便不调；或肢体重痛，月经不调，赤白带下；或思虑伤脾而患疟痢"。心藏神，脾藏意，思虑过度，必伤心脾，脾运失健，气血生化无源。脾虚可见纳少倦怠，手足乏力，大便稀溏，耳目昏沉。心血不足可见健忘失眠，心悸怔忡，抑郁消沉。归脾汤以健脾为主，兼以养心，脾旺则气血生化有源，心有所养，则诸症能除。

本方在眼科应用广泛，常用于脑力、目力过劳，气血耗伤，引起的视瞻昏渺、青盲、胞睑跳动等病症。若青盲日久，精血不足，视力昏蒙，加补肾明目之枸杞子、楮实子、菟丝子等；若伴胸满不适，情志低沉，兼痰湿者加姜半夏、厚朴、陈皮，行气化痰通窍。

本方眼科亦常用于治疗心脾气血两虚，脾不统血引起的眼底出血，如高度近视黄斑出血、中心性渗出性脉络膜视网膜病变、老年性黄斑变性、视网膜静脉阻塞、玻璃体积血等。出血之初量多者，加仙鹤草、白及收敛止血；出血量少或出血已止者，加丹参、三七粉活血化瘀；纳差腹胀者，去大枣、龙眼肉，加神曲、陈皮、砂仁理气和中；心神不宁，心烦不眠者，加龙骨、龟板，增宁心安神之效。

　　归脾汤与补中益气汤同用人参、黄芪、白术、炙甘草益气补脾，其不同之处在于，归脾汤补气配伍养心安神药，意在补益心脾，复其生血统血之职；补中益气汤配伍升阳举陷药，意在补气升提，复其升清降浊之能。在眼科主治方面，归脾汤主治心脾两虚之胞睑跳动、胞虚如毬，视瞻昏渺，脾不统血之眼底出血等。补中益气汤主治脾虚气弱之上胞下垂，高风雀目等。眼科临床中还当根据有无全身症状，整体辨证，灵活选方用药。

（潘红丽　庄曾渊）

托里消毒散

益气养血扶正气
透脓消肿解余毒

【出处】《外科正宗》。

【原方剂量】人参一钱，川芎一钱，白芍一钱，黄芪一钱，当归一钱，白术一钱，茯苓一钱，金银花一钱，白芷五分，甘草五分，皂角针五分，桔梗五分。水二盅，煎至八分，食远服。脾弱者去白芷、倍人参。

【心得剂量】党参 10g，川芎 10g，白芍 10g，黄芪 15g，当归 10g，白术 10g，茯苓 10g，金银花 10g，白芷 10g，炙甘草 6g，皂角刺 8g，桔梗 8g。

【功效】扶正托毒，透脓消肿。

【主治】气血不足，不能托毒外泄，内溃迟滞，所致肿疡难溃难散，排脓不畅，溃后脓水稀少，伤口不愈，可见精神萎钝，面色无华等症者。

【方义】

气血不足
内溃迟滞
{
肿疡难溃难散
排脓不畅
溃后脓水稀少
}
扶正托毒
透脓消肿
{
黄芪、党参、白术、茯苓、炙甘草 —补气托毒
当归、白芍、川芎—补血托毒
金银花、皂角刺、桔梗、白芷 —清余热，解余毒
}

157

【临床应用】

1. 睑板腺炎。反复发作，多处起病，红肿化脓结痂，难溃难散，排脓不畅，全身乏力，易疲，面色萎黄，纳差等。

2. 睑蜂窝织炎。体虚邪盛，脓溃后排脓不畅，脓液不尽，予本方加薏苡仁、败酱草。

3. 慢性泪囊炎。高龄或体虚患者，溃而成脓，漏口难收，局部皮肤红肿，轻微压痛。

【心悟】

托里消毒散方名最早出现于南宋的小儿痘疹方中，明代薛己将之推广，在外科中广为应用。陈实功在该方中加入皂角刺、桔梗，治"痈疽已成，内溃迟滞者"。血气不足，不能助其腐化，故以托里消毒散，令其速溃，则腐肉易脱而新肉自生。

托里消毒散是治疗正虚气血不足，不能托毒外泄的代表方。方中黄芪为内托排脓之圣药，合人参、白术、当归、白芍补益气血以扶正。皂角刺为治疗痈疽疮疡的要药，其性辛温，具消肿拔毒排脓之功，痈疽未成者使之消散，将破者引以出头，已溃者促其行脓。白芷、桔梗既能排脓又能辛散透邪外出。金银花清余热，透脓泄毒。全方补益气血与透毒排脓并用，使脓出毒泄正安。

加减四物汤、仙方活命饮、托里消毒散均可治疗眼部实热生疮。加减四物汤和营通滞，疏风泄热，以消为主，配天花粉清热消肿，用于疮疡初期，使其消散。仙方活命饮清热解毒，消肿溃坚，配皂角刺、山甲珠、浙贝母、天花粉消痈排脓，散结消肿，使疮疡未成者散，已成者溃。托里消毒散扶正托毒，透脓消肿，用于疮疡已成，内溃迟滞者，使其速溃。上述三方适用于眼部疮疡的不同时期。然临床上病情复杂，分期不会那么典型和单纯，在确定治则后，依据辨证结果选用具体治法，组方用药进行治疗。

（庄曾渊　张明明　魏春秀）

茯苓燥湿汤

益气化湿醒脾胃
升清降浊却疳眼

【出处】《原机启微》。

【原方剂量】甘草（炙）二分，人参一分，柴胡四分，白术二分，枳壳（麸炒）二分，苍术三分，茯苓二分，泽泻一分半，前胡三分，川芎三分半，薄荷叶二分，羌活三分半，独活三分，蔓荆子二分。作一服，水一盏半，煎至七分，去渣，稍热服。

【心得剂量】炙甘草6g，党参10g，柴胡10g，白术10g，枳壳10g，苍术10g，茯苓10g，泽泻10g，前胡10g，川芎10g，薄荷6g，羌活10g，独活10g，蔓荆子10g。

【功效】益气健脾，升清降浊。

【主治】脾胃受损，清阳不升，浊阴不降所致黑睛生翳，睑闭不开，眵泪如糊，或伴易饥而渴，瘦瘠腹胀下利。

【方义】

脾胃受损 { 黑睛生翳 | 目闭不开 | 眵泪如糊 | 瘦瘠腹胀 } 益气健脾 升清降浊 { 党参、白术、炙甘草—健脾益气 | 苍术、茯苓、泽泻—健脾化湿 | 柴胡、羌活、独活、川芎、薄荷、蔓荆子—升清阳 | 枳壳、前胡—降气导浊下行 }
升降失司

【临床应用】

1. 角膜软化症。小儿纳食不馨，面黄形瘦，精神不振，烦

160

躁易动，夜寐不宁，目病生翳，畏光羞明，睫闭不开，眵泪如糊。

2. 大泡性角膜病变，角膜内皮功能失代偿。黑睛生翳，畏光流泪，异物感，无明显红痛。

【心悟】

茯苓燥湿汤（《原机启微》）治疗深疳为害之病："治小儿易饥而渴，瘦瘠，腹胀下利，作嘶嘶声，目病生翳，睫闭不开，眵泪如糊，久而流脓，俗谓疳毒眼。"即疳积上目。疳积的发病原因为父母护养小儿不当，"深冬不为裳""盛夏不解衣""饲后强食之""乳后更饮之"，脾胃受损，清阳下而不升，浊阴上而不降。外乘内伤，因循积渐，酿而成疳。疳积日久，气血不足，上不荣目，遂生目病。浊阴上聚于目，故黑睛生翳，眵泪如糊。

小儿疳积引起的眼病相当于角膜软化症，是由于维生素A缺乏引起的角膜病变。本方适用于角结膜干燥期（睑裂部角膜缘出现Bitot斑，结膜干燥皱褶，角膜失去光泽）和角膜软化期（角膜上皮缺损或出现溃疡）。全身症见纳食不馨，面黄形瘦，精神不振，烦躁易动，夜寐不宁者。若角膜病变合并感染，黄液上冲，黑翳如珠则非本方所能，急则治标，当用《原机启微》升麻龙胆草饮子（升麻、羌活、麻黄、炙甘草、谷精草、蛇蜕、龙胆草、郁金、黄芩、青蛤粉）清热利湿，但不可久用，恐寒凉伤脾。湿热已清者，可用茯苓燥湿汤继续益气健脾，升清降浊。

茯苓燥湿汤的药物分为三组，一是补益脾胃药，人参、白术、炙甘草，甘温补气；二是降湿浊药，苍术、茯苓、泽泻，并用枳壳、前胡降气，导湿浊下行；三是升清阳药，羌活、独活、川芎、蔓荆子、薄荷，性辛主散主升，更加柴胡引药上行，升发清阳之气。风能胜湿，诸风药升阳同时并助化湿。综上，本方的组方思路是，益气健脾，升清降浊，标本兼治。据此对其他角膜病变，如角膜内皮功能失代偿的治疗亦有借鉴作用。倪维德从小儿疳积上目的病机出发，注重后天之本，即脾胃功能的调节，补益脾胃，同时祛除湿浊之邪。邪气得祛，清阳得升，这一辨证观点亦是对李东垣脾胃学说的延伸。

（李欣　庄曾渊）

四物汤
调理血病基本方
补血养肝视物清

【出处】《太平惠民和剂局方》。

【原方剂量】当归（去芦，酒浸，炒）、川芎、白芍药、熟干地黄（酒洒，蒸），各等分。上为粗末。每服三钱，水一盏半，煎至八分，去渣，热服，空心、食前。

【心得剂量】当归 10g，川芎 10g，白芍 10g，熟地黄 10g。

【功效】补血和血。

【主治】血虚血滞所致视物模糊，视疲劳，眼部出血。

【方义】

$$血虚血滞 \begin{cases} 视物模糊 \\ 眶痛珠痛 \\ 眼部出血 \end{cases} 补血和血 \begin{cases} 当归—补血和血 \\ 熟地黄—滋阴补血 \\ 川芎—活血行气 \\ 白芍—养血柔肝和营 \end{cases}$$

【临床应用】

1. 视神经萎缩、视网膜色素变性等眼底退行性病变。病程迁延，视物模糊，伴面色萎黄，头晕目眩，心悸怔忡，失眠健忘。

2. 视疲劳。"久视伤血"，用眼过度致血不养目，视物不清伴头痛、眉棱骨痛等。

3. 眼部出血，包括视网膜静脉阻塞、糖尿病视网膜病变、

163

黄斑病变、结膜下出血等。根据不同病因、诱因，结合体征，随症加减。

【心悟】

四物汤由《金匮要略》芎归胶艾汤去阿胶、艾叶、甘草衍化而来。《太平惠民和剂局方》以其"调益荣卫，滋养气血"，治"冲任虚损，月水不调，脐腹痛，崩中漏下，血瘕块硬，发歇疼痛，妊娠宿冷，将理失宜，胎动不安，血下不止及产后乘虚风寒内搏，恶露生瘕聚，少腹坚痛，时作寒热"，是补血调经之主方。后因其组方得体，有补血、和血、活血之功，发展为理血的基本方。

眼科基于"肝受血而能视"的理念，认为目为肝窍，血为养目之源，血旺则目明，血亏则目暗，太过则壅闭。目中之血谓真血，血贵流通，血脉充盈，血流宣畅为顺。气血不足，或有郁滞即生眼病。四物汤主要用于治疗血虚、血燥及血瘀引起的眼病。

血虚表现为视力模糊、眼球酸痛、眉棱骨痛、不耐久视，可伴见面色萎黄、头晕耳鸣、起坐生花、心悸怔忡等症，常见于视神经萎缩等慢性退行性病变。血虚日久或年老精血衰少，血虚津亏形成血燥，症见干涩昏花、口干咽燥、皮肤干燥、毛发不荣、肌肉消瘦。干性老年性黄斑变性进展期局限性视网膜脉络膜萎缩、病理性近视豹纹状眼底和黄斑区漆裂纹，都和阴血枯涸、血燥、脉络失养有关。

血瘀表现为视力突然下降，或有眼胀头痛，可伴胸胁刺痛、情志抑郁、烦躁易怒等症。视网膜动脉阻塞常由气虚推动无力、血行不利导致，气虚血瘀证多见。视网膜静脉阻塞常因肝郁气滞、痰浊内生、血流黏滞而起，多以气滞血瘀论治。

眼科治疗血虚或血瘀的许多方剂皆由四物汤加减变化而来，如亡血过多，血虚晴珠疼痛，羞明隐涩、眼睑无力、眉骨太阳酸痛，用芎归补血汤（四物汤加牛膝、炙甘草、白术、防风、生地黄、天冬）。怒气伤肝，肝伤血少，目系失养，视物模糊，用柴胡参术汤（四物汤加人参、白术、甘草、青皮、柴胡）。肝血不足、肾精亏虚、目失濡养，视物模糊、视物变形用养血补肾汤（经验方），治气虚血瘀之补阳还五汤，治气滞血瘀之血府逐瘀汤，均是在四物汤基础上发展起来的。

《眼科百问》曰："肝藏血，血之虚实即肝之虚实。"虚则补之，用熟四物（当归身、川芎、白芍、熟地黄）；实则泻之，用生四物（当归尾、川芎、赤芍、生地黄），从藏象学说高度揭示了眼科应用四物汤的学术内涵，彰显了其在眼病治疗中的重要作用。

（庄曾渊 张明明 魏春秀）

除风益损汤
治为物所伤之病
养血祛风止眼痛

【出处】《原机启微》。

【原方剂量】熟地黄一钱，当归一钱，白芍药一钱，川芎一钱，藁本七分，前胡七分，防风七分。作一服，水二盏，煎至一盏，去滓，大热服。

【心得剂量】熟地黄 10g，当归 10g，白芍 19g，川芎 10g，藁本 10g，前胡 10g，防风 10g。

【功效】滋阴养血，祛风散邪。

【主治】眼外伤或出血过多，血脉不和，风中经络所致视物昏花，头目胀痛，羞明隐涩。

【方义】

眼珠外伤
风中经络
{
视物昏花
睛珠疼痛
羞明隐涩
眉骨酸疼
}
滋阴养血
祛风散邪
{
熟地黄、当归、白芍、川芎——滋肾养肝，养血行血
藁本、前胡、防风——祛风散邪
}

【临床应用】

眼钝挫伤。眼组织受力部位的直接损伤，肿胀，瘀血青紫，疼痛。撞击波及眼组织，间接损伤出现的体征、功能障碍，常感视物昏花，羞明流泪，头目胀痛等症。

【心悟】

除风益损汤出自《原机启微》，治"为物所伤之病"，亦用于"亡血过多之病"。施世德谓："轻创血凝，重创血死，风血相搏络脉中。"治当养血祛风行瘀。本方以熟地黄补肾水为君，以当归补肝血，白芍敛肝阴为臣，肝肾子母同补。目窍精细，血虚多滞，又易内外相招而生邪，故以川芎合当归辛香温润，寓养血之中，行血中之滞，总使目得血而能视，目珠酸痛得解。藁本、前胡、防风通疗风邪，使羞明疼痛紧涩等症得以缓解。

《原机启微》除风益损汤方后所附"手少阴加黄连疗之，手太阳加柴胡疗之，足太阳加苍术疗之，手少阳加枳壳疗之，足少阳加龙胆草疗之，足厥阴加五味子疗之"等加减用药，既体现了《原机启微》分经论治的学术思想，也对临床加减用药起到了很好的提示作用。

从《原机启微》原文分析，"为物所伤"系眼钝挫伤。受伤部位在眼球及临近眼球的头面部，病变程度相当于"振胞瘀痛""惊振外障"。本方的适应证是眼组织直接受力部位的损伤和外力波及眼睑、眼球浅表和眼前节引起的间接损伤。临床表现因为受损伤部位和程度不同而异，如眼睑损伤，见眼睑水肿、出血、皮下气肿，视物遮挡；角膜挫伤，见角膜上皮擦伤、剥脱、混浊，视物昏花，磨痛紧涩，畏光流泪；虹膜睫状体挫伤，见瞳孔散大，前房积血，眼压异常，视物昏花，头痛眼胀，晶状体混浊等。伤后血肿较重，有热象者，加黄芩、大黄或合内疏黄连汤。角膜挫伤者合石决明散。眼球挫伤引起出血，初期本方配生蒲黄汤凉血散血，血止后配桃红四物汤活血化瘀。

除风益损汤和当归养荣汤（《原机启微》）处方组成十分相近，均为四物汤加辛散的祛风药，而且熟地黄、当归、白芍、川芎的用量均相同。但是因两者立方宗旨，治疗病证不同，处方组成的配伍关系显然有别。除风益损汤祛风行瘀，重在防病。眼外伤后，皮肤、腠理、分肉必留创伤，营卫不和，卫气不固，风邪有隙可乘，首中经络，故以四物汤养血和营固本为主，配藁本、前胡、防风发散风邪为辅，避免风邪袭人，引起血行阻滞目病。当归养荣汤重在补血养睛，治睛珠痛甚不可忍，起因于脾胃受损，气血亏虚，气虚清阳不升，血虚目失所养，以羌活、白芷、防风升发阳气，恢复生机为主，同时以四物汤补血为辅，使血气充沛能上承于目，目痛自止。若目痛除后，眼睫无力，常欲垂闭不减，则用助阳活血汤，重在补气升阳。

（庄曾渊　盛倩）

炙甘草汤
利血气通阳复脉
治阴虚阳怯暴盲

【出处】《伤寒论》。

【组成】甘草（炙）四两，生姜三两，人参二两，生地黄一斤，桂枝三两，阿胶二两，麦门冬（去心）半升，麻子仁半升，大枣（擘）三十枚。

【心得剂量】炙甘草 10g，生姜 3 片，党参 10g，生地黄 15g，桂枝 10g，阿胶珠 10g，麦冬 10g，麻仁 10g，大枣 10 枚。

【功效】滋阴养血，通阳复脉。

【主治】阴血亏虚，阳气不足，血脉不利所致视力骤降，视野缺损，体弱气短或伴心悸。

【方义】

$$\left.\begin{array}{l}\text{阴血亏虚}\\\text{阳气不足}\\\text{血脉不利}\end{array}\right\}\left.\begin{array}{l}\text{视力骤降}\\\text{气短心悸}\\\text{口干咽燥}\end{array}\right\}\begin{array}{l}\text{滋阴养血}\\\text{通阳复脉}\end{array}\left\{\begin{array}{l}\text{炙甘草—通血脉，利气血}\\\text{生地黄、麦冬、阿胶、麻仁—滋阴补血润燥}\\\text{党参、大枣—补益心脾补气}\\\text{桂枝、生姜—宣通阳气通脉}\end{array}\right.$$

【临床运用】

1. 缺血性视神经病变。骤然视野缺损或视力下降，伴心悸气短，或有结代脉，或既往有高血脂、高血压动脉硬化、颈动脉斑块、脑梗塞病史。

2. 视网膜动脉阻塞。突然视力下降或视野缺损，发病数周后视盘色淡，视网膜水肿已退，色调暗淡，视网膜动脉细或伴白鞘，全身伴胸闷气短，心悸失眠，大便干燥等症。

3. Stargardt 病。10 岁左右视力开始下降，进行性加剧，色觉异常，黄斑区色素紊乱，或伴有神色倦怠，面色苍白，咽干便燥等症。

【心悟】

炙甘草汤（《伤寒论》）治"脉结代，心动悸"，该证是因阴血亏虚，脉道空虚，阳气不足，宣通乏力，以致心脉失养所致，说明本方阴阳并补，确有通利血脉作用。在眼科多用于脉络失养，血脉不利的内障眼病。

非血管炎性缺血性视神经病变，系由于相应部位供养血管灌注不足所致，即血运障碍，组织缺血缺氧引起形态和功能改变，中医学属于脉络病变。心主血脉，心和脉构成了气血循行系统，只有阴血充沛，阳气鼓动，血行才能通畅。炙甘草汤改善阴阳两虚，通利心脉。整体的改善有利于眼部络脉的血运，而且针对病机，异病同治也符合中医论治原则。故上述眼病视力骤降，若见口渴咽燥，心悸忐忑，形体瘦削，面色憔悴，脉细或结代，苔薄舌淡属阴阳两虚，血脉不利者皆可以此为主方施治。基于眼位至高，眼病多郁易生热动风的专科特点，运用本方时应注意加减，如胸胁胀满，头晕目眩，加薄荷、菊花，疏泄肝气，清利头目；口渴甚，唇燥干咳，加五味子、乌梅，酸甘化阴，生津止渴；心烦失眠，心情烦躁，加柏子仁、炒酸枣仁、珍珠母，宁心安神，养血益气；大便溏稀薄，加肉豆蔻，温补脾肾止泻。

Stargardt 病属于视网膜营养不良，即视网膜色素上皮和神经上皮萎缩性病变。卵黄样黄斑变性，视锥细胞营养不良亦属此类疾病，都和遗传相关。先天不足后天补，黄斑位于眼底中央属脾土，炙甘草汤补中州助温煦而鼓动血行，又养阴生血，既生血又通脉，对于因精血失养，黄斑进行性萎缩的退行性病变，从病位病性分析都较为合适。然而据报道，久服炙甘草汤有可能发生浮肿或泄泻，故治疗中要密切观察患者的反应，如有上述情况发生，应及时调整用药。

炙甘草汤又名复脉汤，方中滋阴药物甚多。清代吴鞠通《温病条辨》加减复脉汤在本方基础上，去益气温阳之桂、姜、参、枣，加养血柔肝敛阴的白芍，制成滋阴养液主方。又在加减复脉汤基础上去麻仁加牡蛎，为一甲复脉汤；加牡蛎、鳖甲为二甲复脉汤；加牡蛎、鳖甲、龟板为三甲复脉汤；三甲复脉汤加五味子、鸡子黄成大定风珠。这类方剂具有滋阴养血、潜阳息风的功能，可治疗阴虚风动。眼轮匝肌痉挛，好发于老年人，双侧患病，若见高年体弱，形瘦气怯，精神紧张时痉挛加剧，心悸失眠，属阴血不足，虚风内动者，可依据阴虚和内风的强弱，在这类方剂中选择应用。

补阳还五汤亦常用于缺血性视神经病变和视网膜动脉阻塞的治疗，与本方相比适用证候不同。补阳还五汤证是气虚血瘀，气虚为主，有气虚表现，故黄芪是主药。炙甘草汤证是阴血不足为主，故以炙甘草为主药，通利血脉。《名医别录》谓甘草能"通经脉，利血气"，辅以生地黄、麦冬、阿胶、麻仁滋阴补血，使血脉充盈，再以阳气鼓动，体现了辨证论治，同病异治的中医特色。

（庄曾渊　杨海静）

天王补心丹

补心治目暗羞涩

清火消神光自现

【出处】《摄生秘剖》。

【原方剂量】人参（去芦）、丹参（微炒）、玄参（微炒）、白茯苓（去皮）、五味子（洗）、远志（去木炒）、桔梗各五钱，当归身（酒洗）、天门冬（去心）、麦门冬（去心）、柏子仁（炒）、酸枣仁（炒）各二两，生地黄（酒洗）四两，辰砂五钱为衣。上为末，炼蜜丸如梧桐子大，空心白滚汤下三钱，或圆眼汤俱佳。忌胡荽、大蒜、萝卜、鱼腥、烧酒。

【心得剂量】党参 10g，丹参 10g，玄参 10g，茯苓 10g，五味子 10g，远志 10g，桔梗 8g，当归身 10g，天冬 10g，麦冬 10g，柏子仁 10g，酸枣仁 15g，生地黄 30g。

【功效】滋阴清热，养心安神。

【主治】阴血亏虚，心火亢盛所致神光自现，视物模糊，心悸怔忡，失眠健忘，心中烦热，口舌生疮，大便干燥，舌红少苔、脉细数等症。

【方义】

阴血亏虚
心火亢盛 ｛神光自现
视瞻昏渺
怔忡心悸
健忘失眠
口舌生疮
心中烦热｝滋阴清热
养心安神 ｛生地黄、玄参、天冬、麦冬—滋肾水，清心火
当归身、丹参—养心血
党参、茯苓、五味子—补心气
酸枣仁、柏子仁、远志—养心安神
桔梗—载药上行

【临床应用】

1. 白点综合征。闪光感，视野暗点，虚烦少寐，心悸神疲，梦遗健忘，大便干结，口舌生疮，脉细数。

2. 闪辉性暗点。发作时视物模糊，在视野中出现暗点，在模糊的背景下有锯齿状金黄色亮光闪动，数分钟后闪光、暗点消失，出现剧烈头痛，以偏头痛为主，伴急躁易怒，虚烦失眠，舌红少苔，脉细数者。

3. 缺血性视神经病变。视力下降，视野缺损，心悸怔忡，虚烦失眠，尤其是老年人常因失眠而烦闷，视物模糊加重者。

4. 干眼。眼干涩疲劳，不耐久视，伴心烦，入睡困难，失眠后更烦躁，眼干涩更重，唇燥口干，咽干痛。

【心悟】

天王补心丹（《摄生秘剖》）治"心血不足，神志不宁，津液枯竭，健忘怔忡，大便不利，口舌生疮等证"。心者，神明之官。忧愁思虑伤心，神明受伤则主不明而十二官危，故健忘怔忡。心主血，血燥则津枯，故大便不利。舌为心之外候，心火炎上，故口舌生疮。故重用生地黄为君，养心血，滋肾水，清心火。玄参合二冬滋阴生津，酸枣仁、远志、柏子仁养心神，当归、丹参养心血，五味子合人参、茯苓补心气敛心气。诸药性沉，恐难上达，故以桔梗载诸药入心为使。

白点综合征、闪辉性暗点均可见闪光感，属中医学眼科神光自现症范畴。《审视瑶函》曰："此症谓目外自见神光出现，

每如电光闪掣，甚则如火焰霞明，盖时发时止，与瞻视有色者不同。乃阴精亏损，清气怫郁，玄府太伤，孤阳飞越，而光欲散。"阴精亏损者，精津血亏虚也。孤阳飞越者，上扰之心火也。缘因思虑过度，耗伤心肾，阴虚血少，心血不足，心失所养，心火偏亢。又因肾阴不足，肾水不能上济心火，心火内动，上扰神明，妄见神光。天王补心丹能养心血，清心火，故而能起到缓解症状，安定神志的作用。另有《审视瑶函》补水宁神汤（熟地黄、生地黄、白芍、当归、麦冬、茯神、五味子、生甘草）亦能益精生血，养心安神，与本方有类同功效，但养阴清热力量稍弱，适宜于神光自现症之轻证。

内障眼病常以补肾养血安神论治，李东垣提出："凡医者，不理脾胃及养血安神，治标不治本，是不明正理也。"强调安神能敛心气而降心火，使脾胃运化恢复正常，血脉通畅。慢性眼底病患者常因病情迁延反复而伴失眠，情绪低沉，焦虑烦躁，又影响疾病的恢复。尤其是老年人体质本衰，又因经常失眠，耗伤阴血，相火妄动，视物昏花。

眼科常用本方和酸枣仁汤、黄连阿胶汤治阴虚失眠，但所主证候有所不同。本方滋阴清热、养心安神，治心阴不足，心火亢盛，病位在心，症见虚烦失眠、多梦易醒、心悸怔忡、神疲健忘、口干咽燥、口舌生疮。酸枣仁汤（炒酸枣仁、茯苓、知母、川芎、甘草）养血安神、清热除烦，治肝血不足，血不养心，病位在肝心，症见虚劳虚烦不得眠、头晕目眩、心悸盗汗、口干咽燥。黄连阿胶汤（黄连、黄芩、芍药、阿胶、鸡子黄）滋阴降火、除烦安神，治肾阴虚，心火旺，心肾不交，病在心肾，症见烦躁不能入眠、甚则彻底难眠、头晕耳鸣、腰膝酸软、遗精。三证脏腑病位不同，虚火实火也有差别，应辨证选用。

（庄曾渊　柏梅　盛倩）

养血除热饮

养血宁神清心火

充调精气解视惑

【出处】《眼科金镜》。

【原方剂量】当归、川芎、茯神、黄芩、防风、独活、玄参、寸冬、知母、菊花、黄柏、柴胡。上剂水煎温服。

【心得剂量】当归 10g，川芎 10g，茯神 10g，黄芩 10g，防风 10g，独活 10g，玄参 10g，麦冬 10g，知母 10g，菊花 10g，黄柏 6g，柴胡 10g。

【功效】养血宁神，清火明目。

【主治】心血不足，心神耗损，肝火上僭所致视大反小，视直如曲，视赤如白，头晕失眠，口干口苦。

【方义】

心血不足 ⎰视大反小⎱   ⎰当归、川芎、茯神、麦冬—养血宁神
心神耗损 ⎰视直如曲⎱ 养血宁神 ⎰玄参、知母、黄柏—滋阴降火
肝火上僭 ⎰头晕失眠⎱ 清火明目 ⎰柴胡、黄芩—清肝
         ⎰口干口苦⎱   ⎰独活、防风、菊花—疏散郁热

【临床应用】

中心性浆液性视网膜脉络膜病变。过度劳累、精神紧张等诱发的视物发暗，视物变形，视力下降，伴头晕失眠，口干口苦等症。

【心悟】

养血除热饮出自《眼科金镜》，治视大反小、视赤如白症，《眼科金镜》收载了一个医案："北京一布商患是病，视月光如茶盅大，视赤色成白色，目珠不红不肿，不痛不痒……有时头脑眩闷。乃劳碌过度，心神耗损，肝火上腾，郁遏玄府，气血升降有碍。"视大反小、视赤如白等症系形觉色觉异常，属视感范畴。《审视瑶函》："精气乱，视误故惑。"就是说精气运行升降聚散失常引发视觉紊乱，所见形象失去本来面目，故而迷惑不解。《目经大成》："脏气，精明所禀。五色，其征兆耳。"同样说明脏腑精气是视觉的基础，如有变故，视力、色觉都会有病兆出现，所以精气散乱，精气不足是视感的主要病机。

引起精气散乱，精气不足的病因是神劳、精神刺激和外感。《证治准绳》："心有所喜，神有所恶，卒然相感，则精气乱。""神劳，则魂魄散，志意乱。"本证起因于劳碌过度，耗伤心血，心火亢盛，相火妄动，影响脏腑精气上承。心为君主之官，心合脉，诸脉皆属于目。从心论治，通过调控脏腑精气的运行和调节气血流通，使精气回归，视觉复明。

视物变小是黄斑水肿或黄斑区视网膜色素上皮/神经上皮浆液性脱离的常见症状。视赤如白、绿视症提示视锥细胞损伤。结合病因和病程，《眼科金镜》这一医案所载病症考虑黄斑病变，中心性浆液性脉络膜视网膜病变（中浆）可能性最大。中浆的发生与精神紧张和过度疲劳有关，以往多从脾论治。神劳、劳倦过度伤脾，脾胃虚，水湿停滞，治以益气健脾利湿，选用参苓白术散、五苓散等。本案依据病史和有时头脑眩闷，辨证为心血不足，心神耗损，肝火上僭，从心论治，以当归、川芎养血活血，茯神、麦冬宁神制心火，玄参、知母、黄柏滋肾水，清君相之火，柴胡、黄芩清肝，防风、独活、菊花散郁热，清头目。全方养心血，滋肾水，清肝火，水火相济，气火制衡，使精气运行恢复正常，则眼病自愈，为此类疾病提供了新的治疗思路。

（柏梅　庄曾渊）

生蒲黄汤
凉血止血救暴盲
活血化瘀挽神光

【出处】《中医眼科六经法要》。

【原方剂量】生蒲黄八钱，旱莲草八钱，丹参五钱，丹皮四钱，荆芥炭四钱，郁金五钱，生地四钱，川芎二钱。

【心得剂量】生蒲黄 20g，墨旱莲 15g，丹参 10g，牡丹皮 10g，荆芥炭 10g，郁金 10g，生地黄 15g，川芎 8g。

【功效】凉血止血，活血化瘀。

【主治】心火上炎，伤络致瘀，或外伤所致急性眼表或眼底出血，血色鲜红，口干口苦，心烦失眠。

【方义】

$$\left.\begin{matrix}心火上炎\\伤络致瘀\end{matrix}\right\}\left\{\begin{matrix}急性出血\\口干口苦\\心烦失眠\end{matrix}\right\}\left.\begin{matrix}凉血止血\\活血化瘀\end{matrix}\right\{\begin{matrix}生蒲黄—止血活血\\生地黄、墨旱莲—凉血止血\\丹参、郁金、川芎、牡丹皮—活血化瘀\\荆芥炭—收敛止血\end{matrix}\right.$$

【临床应用】

1. 视网膜静脉周围炎。热伤络脉，血溢脉外而瘀在目中，突发视力模糊乃至失明，伴口干口苦，心烦失眠。

2. 外伤性前房积血。血色鲜红，伴头痛目眩，口干口苦，心烦失眠。

3. 视网膜静脉阻塞、糖尿病视网膜病变、湿性老年性黄斑变性等眼底出血性病变。血色鲜红，或反复出血，新旧重叠，伴口干口苦，心烦失眠，头痛目晕等症。

【心悟】

名老中医陈达夫在《中医眼科六经法要·少阴目病举要篇》中将眼前红光按自觉异色辨证为热邪伤脉，血行郁滞，血溢脉外，眼底出血。再以失明、不失明为分辨依据。本方所主"眼前觉有红光，视力随之模糊，甚至失明"为少阴里热实证。而黄连阿胶鸡子黄汤所主"眼前常见红光旋转，累月经年，偏不失明"为少阴阴虚内热证。少阴里热实证临床表现为急性眼底出血，血色鲜红，视力明显下降，可伴口干口苦、心烦失眠等心火上炎症状。

眼底出血以及由此引发的玻璃体积血，大多是由视网膜血管病变引起，如视网膜静脉周围炎、视网膜静脉阻塞、糖尿病视网膜病变、高血压性视网膜病变等，眼底出血严重影响视力，且吸收慢，易留瘀形成纤维增生。瘀阻缺血又产生新生血管，易发生二次损害，出现诸多并发症。所以眼底出血的治疗特别强调迅速针对病因、病性实施止血，减少离经之血，且要及时活血化瘀，尽量减少瘀血对眼的二次损害。生蒲黄汤中生蒲黄、墨旱莲用量最大，辅以荆芥炭，以止血为主；生地黄、牡丹皮凉血止血，活血化瘀；丹参、郁金、川芎行血活血。全方止血、活血配合恰当，止血而不留瘀，常用于出血初期有热象者。

视网膜静脉周围炎、视网膜静脉阻塞的年轻患者，病因与血管炎症有关，本方可与四妙勇安汤合用，加强凉血清热功效。若伴遗精早泄，食少便溏，加黄柏、砂仁、甘草（封髓丹）补土伏火。视网膜静脉阻塞的老年患者见头目眩晕、腰膝酸软、肝阳上亢者可加石决明、决明子、钩藤等平肝潜阳。糖尿病视网膜病变出血反复发作，伴神疲乏力、口干欲饮、气阴两虚者，宜加生黄芪、山萸肉、五味子，加强益气固摄作用。目前对眼底出血的治疗一般都遵照《血证论》提出的止血、消瘀、宁血、补虚，通治血证的大纲。应用生蒲黄汤血止后，则以桃红四物汤或血府逐瘀汤活血化瘀。

（庄曾渊　魏春秀）

血府逐瘀汤

活血通脉化血瘀
行气疏肝散气滞

【出处】《医林改错》

【原方剂量】当归三钱，生地三钱，桃仁四钱，红花三钱，枳壳二钱，赤芍二钱，柴胡一钱，甘草二钱，桔梗一钱半，川芎一钱半，牛膝三钱。水煎服。

【心得剂量】当归 10g，生地黄 10g，桃仁 10g，红花 10g，枳壳 10g，赤芍 10g，柴胡 10g，炙甘草 6g，桔梗 8g，川芎 10g，牛膝 10g。

【功效】活血化瘀，行气止痛。

【主治】气滞血瘀所致眼底络脉瘀阻，眼底出血。眼睑肿胀，眼球突出，胸胁胀满，情志抑郁。

【方义】

气滞血瘀 {络脉瘀阻／眼底出血／眼睑肿胀／头目胀痛／胸胁胀满／情志抑郁} {活血化瘀／行气止痛} {桃仁、红花—活血化瘀／生地黄、当归、赤芍、川芎—养血活血／柴胡、枳壳—行气／牛膝—引血下行／桔梗—载药上行／炙甘草—调和诸药}

【临床应用】

1. 视网膜静脉阻塞。视力骤降，视网膜见火焰状出血、渗出水肿，视网膜静脉迂曲扩张呈腊肠状，可伴胸胁胀痛、情志抑郁、心烦失眠。

2. 眼眶炎性假瘤。眼睑肿胀，眼球突出，运动受限，眼胀痛，眉棱骨痛，或在颞上方眶缘扪及肿块。

3. 玻璃体积血。因外伤或视网膜静脉周围炎引起玻璃体积血，积血久不吸收，血色发暗，头目胀痛，可伴胸胁胀满，情志抑郁。

【心悟】

血府逐瘀汤常被解读为桃红四物汤与四逆散合方加牛膝、桔梗组成。桃红四物汤活血化瘀，四逆散行气散结，活血与行气相伍是本方主旨。桔梗上行主升，牛膝下行主降。柴胡、桔梗与枳壳、牛膝升降并用，使气机升降通利。桔梗、枳壳为常用对药，行气宽中，治气滞胸闷，切合王清任"立血府逐瘀汤治胸中血府血瘀之症"之说，有点题作用。

所谓血府，王清任谓："血府即人胸下膈膜一片，其薄如纸，最为坚实，前长与心口凹处齐，从两胁至腰上，顺长如坡，前高后低，低处如池，池中存血，即精汁所化，名曰血府。"相当于解剖学胸膈以上胸腔部位。"血府"存在瘀血，阻滞气机，清阳不升，故王清任所列主治病证中以胸部病变（胸疼、胸不任物、胸任重物、心跳心忙等）和情志病变（瞀闷、急躁、不眠、夜不安等）为主。《素问·脉要精微论》曰："脉者，血之府也。"即脉是血府，脉布周身。按此解释，本方应用就不局限于胸，大大拓宽了其主治范围。"诸脉者，皆属于目"，故本方可广泛应用于气滞血瘀、络脉瘀阻的眼病。临床最常用其治疗视网膜静脉阻塞。

视网膜静脉阻塞因血流瘀滞，血栓引起阻塞，致血溢脉外。病变早期应针对病因先止血，病情稳定后再用血府逐瘀汤，过

182

早活血化瘀有引起再出血之虑。基于"血不利则为水"的机理，本病常伴视网膜水肿、黄斑水肿。气分、血分、水分同病，且互为因果，水停阻断气机，气滞加重血瘀，所以在活血化瘀的同时常配伍利水渗湿药，阳虚配五苓散，阴虚合《伤寒论》猪苓汤。本病气滞血瘀水结日久可以化热，尤其是青年患者，若见口渴、溲黄、心烦失眠可加清心泻火的连翘、知母、栀子，或加羌活、防风、蔓荆子等风药发散郁热。久病（超过6个月），出血吸收不良，加通络药三棱（8~10g）、莪术（8~10g）、土鳖虫（8~10g）等，血脉同治，但要防过度逐瘀，破血药用量过大，时间过久，耗伤正气，引起反复出血。

（庄曾渊　张津京）

坠血明目饮

养气血培元固摄
平肝阳宁血止血

【出处】《审视瑶函》。

【原方剂量】细辛一钱，人参一钱，赤芍药、五味子十粒，川芎（酒洗炒）八分，牛膝（酒洗炒）八分，石决明（醋煅）八分，生地黄八分，山药八分，知母（盐水炒）八分，白蒺藜（研、去刺）八分，当归尾八分，防风八分。上剉剂。白水二盅，煎至八分，去滓温服。

【心得剂量】细辛3g，党参15g，赤芍10g，五味子6g，川芎10g，牛膝10g，石决明10g，生地黄10g，山药10g，知母10g，白蒺藜10g，当归尾10g，防风10g。

【功效】平肝宁血，益气补虚，活血化瘀。

【主治】气虚血热，肝气上逆所致血灌瞳神，病程迁延，反复发作，头晕头胀，心烦失眠。

【方义】

气虚血热 — 血灌瞳神 — 平肝宁血 — 党参、山药、五味子—补气敛气摄血
肝气上逆 — 头晕头胀 — 益气补虚 — 生地黄、赤芍、当归尾—和血止血化瘀
　　　　　　　　　　　活血化瘀 — 川芎、牛膝
　　　　　　　　　　　　　　　　石决明、白蒺藜—平肝宁血
　　　　　　　　　　　　　　　　防风、细辛—辛以通络
　　　　　　　　　　　　　　　　知母—养阴清热

【临床应用】

1. 玻璃体积血。视网膜静脉周围炎反复发作，积血新血交替，视物模糊，伴口干口苦，心烦焦虑，盗汗失眠等症。

2. 外伤性前房出血。眼外伤后，前房血液积聚，可见血性液平，视力模糊，畏光流泪，眼疼。

3. 糖尿病视网膜病变伴高血压、高脂血症。视力明显下降，眼底出现增生性糖尿病视网膜病变，玻璃体积血，头晕耳鸣，口干口苦，心烦失眠。

【心悟】

坠血明目饮（《审视瑶函》）治疗血灌瞳神症。此症"瞳神不见黑莹，但见一点鲜红，甚则紫浊"，乃"肾之真一有伤，胆中精汁皆损，元阳正气皆耗……清阳纯合之气已损，其英华血色，乘于肾部"所致。相当于现代医学的前房积血或玻璃体积血。

本方在方剂组成和药物配伍上独具特色。人参、山药、五味子补气敛气。神膏内反复积血多归咎于气虚不能摄血，补气且敛气，能加强气的防御祛邪和固摄力，促进积血吸收，防止反复出血；配石决明、白蒺藜平肝息风，知母养阴清热，均具有宁血功效。目为肝窍，肝气横逆，血不得宁，肝火上炎，血不循经，故平肝即可宁血止血。生四物汤（生地黄、赤芍、川芎、当归尾）合牛膝和血止血、活血化瘀；配防风、细辛辛以通络。全方各组药物有机配合，从益气固摄、平肝潜阳、和血止血、活血通络等不同侧面，协力共奏止血化瘀明目之功。该方具有散瘀、宁血、补虚同治的特点，攻补兼施，组方平稳，适用于正虚邪实，气火失衡，出血已止，瘀血未散，或病程迁延、动辄反复发作的玻璃体积血，属气虚血热，肝气上逆者。出血早期可与生蒲黄汤配合应用。

（李欣　盛倩　庄曾渊）

活血汤

活血化瘀消血肿

行气散结定伤痛

【出处】《眼科纂要》。

【原方剂量】荆芥八分，防风八分，苏木七分，红花五分，归尾二钱二分，白芷、桃仁、枳壳、甘草、乳香、没药（后几味原文无剂量）。

【心得剂量】荆芥10g，防风10g，苏木10g，红花8g，当归尾12g，白芷10g，桃仁8g，枳壳10g，甘草10g，乳香6g，没药6g。

【功效】活血散瘀，消肿止痛。

【主治】撞击伤目，络脉受损所致皮下血肿，瘀血青紫，目赤胀痛，眼底出血，眶内积血。

【方义】

撞击伤目
络脉受损 ｛皮下血肿、瘀血紫暗、肿胀疼痛、眼底出血｝活血散瘀、消肿止痛 ｛苏木、当归尾、桃仁、红花—活血化瘀，消肿止痛｜乳香、没药—活血行气止痛｜荆芥、防风、白芷—祛风止痛｜枳壳、甘草—调和诸药｝

【临床应用】

1. 眼睑挫伤。眼睑血肿，日久皮肤青紫，为离经之血积聚所致，多伴胀痛或刺痛。

2. 眼眶挫伤。眼睑、球结膜水肿瘀血，眼球突出或内陷，

186

眼外肌不全麻痹，伴眶内疼痛、视力障碍。

【心悟】

《眼科纂要》言该方治疗"物击伤，红肿痛难当""血凝紫"。撞击伤目导致血不循经，溢于络外，致目赤肿痛，瘀血青紫，或有眶内积血。严重的外伤后，红肿疼痛，瘀血凝集，若伴见眼球突出，眼球运动障碍，视力下降，提示为眶软组织挫伤，血肿形成。

钝挫伤可引起眼组织的广泛损伤，从眼睑皮下血肿、气肿，泪腺脱垂，结膜、角膜、前房、房角、虹膜、晶状体、玻璃体、脉络膜、视网膜、视神经、眼眶都可有伤情而出现病变。因此，临床上若疑有眶骨骨折，特别是出现眶上裂综合征、眶尖综合征时，必须全面了解病史，并仔细进行眼科检查，做 CT 和 MRI 检查及神经科会诊。

除外伤外，多种全身疾病如糖尿病、高血压等均可引起病理性出血，离经之血未能及时排除或消散，蓄积而成瘀血，若不祛除，新生之血不能流通，元气终不能复，且瘀血阻塞易引起反复出血。因此，此类疾病中后期，血瘀、机化等明显者，也可应用本方活血化瘀。

眼科也常用复元活血汤（柴胡、天花粉、当归、红花、桃仁、穿山甲、酒大黄、生甘草）治头目外伤，肿胀疼痛，视力下降。两方比较，活血汤活血止痛力专，广泛用于眼外伤，疼痛明显，瘀血青紫。复元活血汤活血消肿力强，方用柴胡引入肝经，酒大黄涤荡败血，更适合视神经管内段视神经挫伤水肿受挤压，或管内段视神经硬膜下出血，压迫视神经等外伤性视神经病变的综合治疗。

（张明明　魏春秀　庄曾渊）

清毒逐瘀汤

凉血清热解热毒
活血化瘀逐瘀阻

【出处】《目经大成》。

【原方剂量】天冬、麦冬、黄连、黄芩、木通、车前子、怀牛膝、红花、苏木、紫草、蒲黄、丹皮、槐花、生地黄、甘草梢（原文无剂量）。

【心得剂量】天冬 10g，麦冬 10g，黄连 10g，黄芩 10g，木通（不用），车前子 12g，怀牛膝 10g，红花 10g，苏木 10g，紫草 10g，炒蒲黄 15g，牡丹皮 10g，槐花 10g，生地黄 10g，甘草 6g。

【功效】清热凉血，活血化瘀。

【主治】热毒入血，血热瘀滞所致瘀血灌睛，赤肿疼痛，白睛胀起，虬筋紫胀。或气血瘀滞，赤脉漫生，掩盖黑睛，血翳包睛。

【方义】

$$
\left.\begin{array}{l}\text{热毒入血} \\ \text{血热瘀滞}\end{array}\right\}\left\{\begin{array}{l}\text{瘀血灌睛} \\ \text{血翳包睛}\end{array}\right\}\left.\begin{array}{l}\text{清热凉血} \\ \text{活血化瘀}\end{array}\right\{
$$

- 黄连、黄芩—清热解毒
- 牡丹皮、槐花、生地黄—凉血止血
- 红花、苏木、紫草、怀牛膝、炒蒲黄—活血逐瘀
- 天冬、麦冬—养阴清热
- 车前子、木通—清利小便
- 甘草—调和诸药

【临床应用】

1. 急性眶蜂窝组织炎。眼眶疼痛，眼睑红肿，球结膜高度水肿，脱出睑裂外。

2. 暴露性角膜炎。角膜溃疡，前房积脓，角膜穿孔。

3. 全角膜血管翳。起因于 Stevens-Johnson 综合征等变态反应性结膜炎。新生血管，睑球粘连。

【心悟】

《目经大成》清毒逐瘀汤治瘀血灌睛："无形可见曰瘀；火邪上逆，明现于外而不散，曰灌睛。""瘀血"是由于外感六淫，化火积毒，热入血分，血滞成瘀所致。血瘀为标，热毒为本。黄庭镜言本方以"天冬、麦冬、黄连、黄芩、车前子、牛膝、木通、甘草清其毒。毒清则气治"。所谓"清毒"就是清解热毒，本方通过苦寒泻火、凉血养阴清热、清利小便，多途径泻火毒而治本。再配大队活血化瘀药，逐瘀而治标。瘀祛血舒，气血流通而目愈。若大便秘结，热结于内，加熟大黄泄下热毒。

《审视瑶函》言瘀血灌睛症乃"血贯睛中，滞塞不通，在睥则肿胀如杯，椒疮之患；在珠则轮涌起凝脂黄膜，痕粝凹成窟，花翳白陷，鹘眼凝睛等症。失治者，必有青黄牒出粝凸之祸"。并言此病最毒。从临床表现、病程经过和预后分析，本病相当于急性眶蜂窝组织炎。本病可引起严重视力障碍，并向颅内蔓延或成败血症危及生命。所以一经诊断，即应尽快中西医结合控制炎症。本方虽有清热凉血、活血化瘀的作用，但清热解毒之力仍须加强，可合内疏黄连汤加减。

清代《眼科六要》在《目经大成》清毒逐瘀汤基础上，去天冬、麦冬、牡丹皮、槐花，加丹参，亦名清毒逐瘀汤，治目血,加大黄治血翳。"目血"指瞳仁为血灌注,痛如锥刺,视物不清。"血翳",症见目赤肿痛,热泪如汤,赤脉纵横,贯连黑睛,头痛便秘,即血翳包睛。"血翳""目血"病机均为热毒入血,伤络成瘀,符合清毒逐瘀汤用方宗旨。视网膜血管疾病,若见血不循经,眼底出血,玻璃体积血,属血分热郁血瘀证也可选用。

《银海精微》泻心汤清心泻火、凉血散瘀亦可治疗血翳包睛。二者比较,泻心汤仅赤芍一味凉血活血散瘀,而清毒逐瘀汤活血逐瘀药尤多,以方测证,清毒逐瘀汤所治血翳包睛当肿痛更甚,赤脉更加粗大怒张迂曲。

(魏春秀　盛倩　庄曾渊)

【出处】《伤寒论》

【原方剂量】柴胡半斤，黄芩三两，人参三两，甘草三两，半夏（洗）半升，生姜（切）三两，大枣（擘）十三枚。上七味，以水一斗二升，煮取六升，去滓，再煎，取三升，温服一升，日三服。

【心得剂量】柴胡12g，黄芩10g，党参10g，炙甘草3g，姜半夏9g，生姜3片，大枣3个。

【功效】清泄肝胆，疏利三焦。

【主治】肝胆郁热，三焦不利所致目赤眼痛，视物模糊，视直如曲，胸胁苦满，默默不欲饮食，心烦喜呕，口苦，咽干等症。

【方义】

肝胆郁热
三焦不利
{ 目赤眼痛
视物模糊
胸胁苦满
心烦喜呕
口苦咽干 }
清泄肝胆
疏利三焦
{ 柴胡—疏解达表，疏畅气机，升发清阳
黄芩—清泄胆热
党参、大枣—补气和中
姜半夏、生姜—燥湿运脾，温散水气
炙甘草—调和诸药 }

【临床应用】

1. 急性结膜炎、干眼、甲状腺相关眼病。目赤，眼涩，眼

191

胀，赤痛从外走内，或以外眦为主，头痛偏于两侧，具少阳经见症者。

2. 老年性黄斑变性进展期视网膜色素/神经上皮浆液性脱离、中心性浆液性脉络膜视网膜病变。全身可伴口苦口干，情志不舒，胸胁胀满。

3. 视网膜血管炎。眼底出血或玻璃体积血，系肝胆郁热，血热妄行，或气虚不能摄血。

【心悟】

小柴胡汤为《伤寒论》少阳证主方，但因其有扶正祛邪，和畅气机，升清降浊，通利三焦的作用，使用对象早已超越了外感热病的范围，在各科的辨证中得到广泛应用。与此相应，少阳为枢的概念也从狭义的治疗外感热病，透热解表使邪从少阳出太阳的转枢，演变为广义的全身气机开阖运转的门径，突出了胆在气机运动中的始动作用和三焦在气液敷布运行中的重要作用。临床各科多系统疾病中气郁、津凝、水停、失血诸证，凡病机符合枢机不利，气机郁滞而起者均可以小柴胡汤加减论治。

《审视瑶函》提出五脏六腑之精华从肝胆发源，由脉络孔窍上通于目。肝主疏泄，胆主升发，"凡十一脏取决于胆"。胆是精气上注于目的枢机。肝主怒，怒则火动痰生，阻隔肝胆脉络，气血津液循行不畅，目失精气濡养而目昏，符合少阳腑证胆火郁而化热，胆火上冲，口苦咽干，目眩的发病机制。在眼科应用小柴胡汤的指征有：①肝胆郁热。慢性炎症性眼底病，久病生郁，气郁化火，肝胆积热上攻于目，目赤隐痛，视物昏花，云雾移睛，口干口苦，胸胁苦满，纳呆便溏。②水停津凝，气机不利。三焦气液流通功能受损，气不化水，津液成痰，眼底表现为视网膜色素/神经上皮浆液性脱离。③诸热血证。《明目至宝》《明目神验方》均以"小柴胡汤治血热"。视网膜血管炎，眼底出血或玻璃体积血，其常见病机是火与气，血分有热，血热妄行，或气虚不能摄血。血热妄行宜清肝止血，气不摄血宜益气摄血，小柴胡汤恰好二者兼顾，再加乌梅补肝收敛止血。④肝胆经循行部位的病变。以小柴胡汤疏解少阳经气，治目赤肿痛伴少阳证者。

以小柴胡汤为基础灵活加减用药可治疗多种眼病。治目赤肿痛，外眦部结膜充血，加白蒺藜、荆芥、夏枯草疏散风热；治眼生翳膜，因气虚升发无力所致者，加羌活、防风、川芎、白芷升阳散邪；治玄府闭塞，精气不通所致视神经病变，加黄连羊肝丸解肝中郁热，开通玄府，使精气上承而恢复视力；治气机不利，水湿停滞所致糖尿病黄斑水肿、中心性浆液性脉络膜视网膜病变，以小柴胡汤合五苓散加减，和畅气机，化气行水；若影响到脉络，血行不畅，气分、水分、血分同病，如老年性黄斑变性进展期色素上皮脱离，予小柴胡汤合当归芍药散（柴芍汤）加减，和畅气机，行血利水。

名老中医张怀安创加味小柴胡汤（柴胡、黄芩、半夏、党参、当归、茯苓、桃仁、红花、黄连、瓜蒌、甘草、生姜、大枣），疏肝解郁，治眼前黑花或如垂黑幕。该方可看作是小柴胡汤合小陷胸汤加桃仁、红花、当归，具有疏肝解郁，清热化痰，活血化瘀功效，可用于气机不畅，痰瘀互结诸证。

（庄曾渊　高君　盛倩）

各论　小柴胡汤

【出处】《目科捷径》。

【原方剂量】何首乌（制）五钱，菟丝子（蒸）四钱，石菖蒲三钱，远志肉二钱，五味子（蜜炙）一钱，枸杞子三钱，白豆蔻二钱。

【心得剂量】制何首乌 10g，菟丝子 12g，石菖蒲 8g，远志 8g，五味子 6g，枸杞子 12g，白豆蔻 10g。

【功效】开通玄府，周流气血。

【主治】玄府不通，气血凝滞所致视物模糊，耳鸣耳聋，纳食不馨，四肢乏力，腰膝酸软，健忘怔忡，失眠多梦等症。

【方义】

玄府不通 气血凝滞 ┤视物模糊 耳鸣耳聋 腰膝酸软├ 开通玄府 周流气血 ┤远志、石菖蒲—通心气，利九窍 / 五味子—敛肺气 / 白豆蔻—温中行气，通中焦 / 制首乌、菟丝子、枸杞子—补肝肾，益精血，通下焦

【临床应用】

1. 中老年病理性近视等视网膜脉络膜退行性病变。视物模糊，耳鸣耳聋，视物变形，暗适应差，视疲劳，或伴见纳食不馨，喜静恶动，腰膝酸软，心烦失眠等症。

2. 原发性视网膜色素变性晚期。夜盲，管状视野，视力下降，畏光羞明，听力下降或耳聋，或伴语言不利，神情呆滞，腰膝酸软等症。

【心悟】

本方创制者刘松岩谓："耳目不聪明者，皆因气血不周，凝滞道路，即玄府不通也。"并在《目科捷径·玄府论》中提出玄府是气血的通路，治眼先要通玄府，不然治亦不效，强调通玄府的重要性，又将玄府和三焦融为一体，提示："上焦玄府以心肺为主，必先要用通心肺之药；中焦玄府以脾胃为主，必先要用通脾胃之药；下焦玄府以肝肾为主，必先要用通肝肾之药"，对玄府的见解独树一帜。三焦的生理功能：一是通行元气，是气升降出入的通道，又是气化的场所；二是运行水液，通过三焦气化，协调水液代谢，是运行水液的通道。三焦和玄府主气液流通的作用十分相似。刘松岩借三焦气液流通的机制，阐述疏通玄府的治法，正是他注重脏腑病机，整体综合论治眼病学术思想的体现。

本方用远志、石菖蒲开心窍、通心气，五味子敛肺气，白豆蔻暖脾胃、温运中焦气机流行三焦，何首乌、菟丝子、枸杞子补肝肾、益精血，上焦通，下焦亦通，肾精上承耳目，耳目得聪。

用本方治疗耳聋视网膜色素变性综合征（Usher综合征），表现为夜盲，色盲，视野缩小，视力下降进而目盲，先天性进行性听力障碍，以致耳聋，伴语言障碍，智力低下等，系禀赋异常，精气亏虚，髓海不足。本方补肝肾益精气，并由脾升运至上焦，益心智开窍，输布精气上达耳目，温养周身。方证相合，临床治疗可配合黄芪、葛根、丹参、三七粉同用。

临床上往往用熟地黄、当归代替何首乌，既滋肾益精，又养血和血，对年老体弱、五脏俱虚、气血周流不顺畅的慢性内障眼病比较合适。

（庄曾渊）

逍遥散

疏肝解郁舒情志 养血健脾增视力

【出处】《太平惠民和剂局方》。

【原方剂量】甘草（微炙赤）半两，当归（去苗、剉、微炒）一两，茯苓（去皮、白者）一两，白芍药一两，白术一两，柴胡（去苗）一两。上为粗末。每服二钱，水一大盏，烧生姜一块切破，薄荷少许，同煎至七分，去渣，热服，不拘时候。

【心得剂量】炙甘草 3g，当归 10g，茯苓 10g，白芍 10g，白术 10g，柴胡 10g，薄荷 5g，生姜 3 片。

【功效】疏肝解郁，养血健脾。

【主治】肝郁气滞，血虚脾弱所致视物模糊，眼球胀痛，畏光羞明，两胁胀痛，头晕目眩，纳食不佳，神疲乏力，女子月经不调，乳房胀痛。

【方义】

```
肝郁气滞      视物模糊              柴胡—疏肝解郁
血虚脾弱      眼球胀痛              当归、白芍—养血柔肝、敛肝
              两胁作痛   疏肝解郁    茯苓、白术、炙甘草—健脾
              头晕目眩   养血健脾    薄荷—疏肝散热
              食少便溏              生姜—和胃温中
              倦怠神疲
```

197

【临床应用】

1. 视神经炎、视神经萎缩。视力进行性下降或伴有眼球胀痛，由情志不遂，思虑忧郁所致，伴两胁作痛，神疲纳少。

2. 原发性开角型青光眼。视力下降，头目胀痛，伴胸闷纳呆，心烦不宁，情志不遂，莫可名状。

3. 中心性浆液性脉络膜视网膜病变。起因于焦虑，过劳，症见情绪抑郁，视大变小，胸胁胀满，食少便溏。

【心悟】

逍遥散治肝失疏泄，脾失健运之肝脾不调证。其基本病机为肝郁，血虚，脾弱，也常用于治疗目系眼病。目系病变常因七情内伤引起，足厥阴肝经连目系，手少阴心经其支者从心系上挟咽系目系。情志抑郁，忧思焦虑，皆令肝郁气滞，心肝火动，耗伤营血，木郁克土，脾运失健，水谷精微不能化生营血，血虚更甚。肝体阴用阳，肝血不足，肝郁加重。肝郁、血虚、脾弱互为因果，目系气机不畅，营血失养，目暗不明。逍遥散疏肝解郁，养血健脾，正合目系病变病机。

《审视瑶函》应用加味逍遥饮，即逍遥散加栀子、牡丹皮，治怒气伤肝，兼脾虚血少，致目暗不明，头目涩痛之暴盲症。《眼科集成》传承了傅仁宇的上述观点，制定了两首羚犀逍遥散。其一是治暴盲伤于阴者，症见眼目突然不见人物，心跳心虑，口干舌燥，神气衰减，如痴如呆。药用羚羊角、犀角、柴胡、当归、白芍、生地黄、薄荷、白豆蔻、茯苓、麦冬、甘草、石菖蒲。其二是治郁气不舒或因怒气所致瞳神散大，日久失明。药用羚羊角、犀角、柴胡、当归、白芍、薄荷、白豆蔻、茯苓、香附、僵蚕、桑白皮、竹叶。上述三方比较，牡丹皮、栀子清化肝经郁热，加味逍遥饮治气郁化火，为疏肝清肝主方。羚羊角、犀角（水牛角）清热息风，清心安神，有清镇之功，用于肝热引动的风阳上亢。一方配生地黄、麦冬养阴生津，石菖蒲开窍宁神，以柔制刚助平息肝阳，可用于暴盲、头晕目眩、口干舌燥、惊骇不宁等肾阴亏损，肝阳上亢证。而另一方配僵蚕、桑白皮、竹叶息风定痉，下气利水，可用于青风内障、瞳神散大，视物模糊，头目胀痛，心神不宁，筋膜拘急等肝阳化风、上攻头目证。

名老中医韦文贵自制韦氏逍遥散验方，由丹栀逍遥散加枸杞子、菊花、石菖蒲组成，用于外感热病后，或七情内伤，肝失条达所致青盲症和暴盲症等，疗效很好。

逍遥散及其类方是治疗视神经炎、视神经萎缩的重要用方，根据病程中不同阶段的主症，辨证论治。发病初期，视力锐减或眼珠疼痛，口苦口干，心烦易怒，肝气郁结，肝郁化火，选用丹栀逍遥散。经治后郁热得到疏解，气血尚未和畅，症见目痛已除，视力仍差，胁痛胸闷，口干咽干，大便不成形，此为肝脾不调，减清肝凉血中药，用逍遥散，脾虚盛者可合香砂六君子汤。后期出现视神经萎缩，偏于气血两虚，可应用柴胡参术汤；偏于阴虚可考虑逍遥散与益阴肾气丸（泽泻、茯苓、生地黄、牡丹皮、山茱萸、当归、五味子、山药、柴胡、熟地黄）、杞菊地黄丸等合用。

除上述目系病变外，凡因气血不畅引起的血瘀、痰凝都可以逍遥散为基础合方治疗。名老中医庞赞襄制舒肝破瘀通络汤，在逍遥散基础上，加羌活、防风、蝉蜕、木贼开玄府郁结，赤芍、丹参活血化瘀，治视网膜中央静脉阻塞。名老中医张怀安治炎性假瘤痰瘀互结者，用逍遥散合清气化痰丸（瓜蒌仁、陈皮、黄芩、苦杏仁、枳实、茯苓、胆南星、半夏）加郁金、川芎、桃仁行气活血化瘀，加牡蛎、海浮石软坚化痰散结。

《目科捷径》用逍遥散或逍遥散加肉桂、附子等温肾助阳之品治羞明伏地症，即双眼畏怕光亮，虽在暗室之中，亦不敢抬头，认为是气虚已极，真阳不足，不敌日光。若不痛不痒，亦无他症，且自幼不敢仰视者，似和视网膜锥细胞营养不良相关，为治疗这类影响视力、色觉、光觉的眼病提供了用药思路。《目科捷径》还制有加味回阳逍遥散（柴胡、当归、白术、茯苓、炙甘草、炒酸枣仁、白芍、附子、吴茱萸），亦可用于治疗羞明伏地症。

（庄曾渊　潘红丽）

【出处】《眼科集成》。

【原方剂量】当归六钱，白芍五钱，白蔻二钱，云苓三钱，柴胡二钱，薄荷二钱，川芎二钱，夜明砂二钱，青皮三钱，槟榔三钱，半夏三钱，浙贝三钱，礞石二钱，菊花四钱，蒙花三钱，石决三钱，谷精草三钱。羊肝引，鸡肝、猪肝亦可。

【心得剂量】当归 15g，白芍 15g，白豆蔻 10g，茯苓 10g，柴胡 10g，薄荷 6g，川芎 8g，夜明砂（不用）、青皮 10g，槟榔 10g，半夏 10g，浙贝母 10g，礞石（不用），菊花 10g，密蒙花 15g，石决明 10g，谷精草 10g。

【功效】疏肝解郁，通利玄府。

【主治】肝郁气滞，玄府郁闭所致视物模糊，夜盲，眼胀，纳呆痞满，嘈杂吐酸，头晕头蒙，尿黄量少。

【方义】

```
                            ┌柴胡、当归、
                            │            ─疏肝气，养肝血，解肝郁
                            │白芍、薄荷
                            │菊花、谷精草、
            ┌视瞻昏渺┐      │            ─清肝热，解火郁
肝郁气滞    │青盲    │疏肝解郁│密蒙花、石决明
玄府郁闭    │夜盲    │通利玄府│青皮、槟榔─行气，解气郁
            └头目胀痛┘      │白豆蔻、茯苓─健脾化湿
                            │半夏、浙贝母、礞石─化痰，解痰郁
                            └川芎、夜明砂─行血，解血郁
```

201

【临床应用】

1. 原发性开角型青光眼、慢性闭角型青光眼、青光眼睫状体炎综合征等。眼压高，头目胀痛，视物昏暗，伴胸脘痞满，胁下刺痛，纳食不馨，恶心反酸等症。

2. 视神经炎、视神经萎缩。视力下降，色觉异常，伴情绪抑郁，胸胁刺痛，纳呆痞满，嘈杂吐酸，头晕头蒙，尿黄量少。

【心悟】

《眼科集成》谓："解郁逍遥散治目盲昏暗，不红不痛之症。"并强调："凡治目盲昏暗之内障宜解肝郁为主，肝郁解则元府通利，而目光明矣。"眼科郁证的论治有其专科特色：①着重于肝经气血郁滞，不能升运于目，并结合玄府学说，解释郁证的病因、病性、病位，制定治法。刘完素认为，玄府是气液运行的通道，亦是"神机"通利出入之门径，玄府郁闭则"气血不能宣通，神无所用而不遂其机"。因之玄府闭塞，目无所见，目郁不能视色。楼全善提出："肝主目，肝中郁解，则目之玄府通利而明矣。"宣通玄府成为治疗肝郁目昏的重要治法。②视眼的局部辨证。诸郁以气郁为先，气、湿、痰、热、血、食六郁在眼科分别致病者少，大多诸郁相因致病，而以气血郁滞为病机关键，临床表现为视力模糊、眼前黑花、蝇翼飘动等视觉异常，和水肿、渗出、出血等病理改变，这些症象可为眼科郁证提供辨证依据，故重视局部辨证并和整体辨证相结合，会使诊断更全面、更准确。

解郁逍遥散是在逍遥散基础上衍化而成，保留了逍遥散的主要药物，柴胡、白芍、当归、薄荷疏肝解郁，加入青皮、槟榔行气，川芎、夜明砂行血，半夏、浙贝母、礞石化痰，菊花、密蒙花、谷精草、石决明清肝并能平肝息风，白豆蔻、茯苓健脾化湿。总体分析，本方以调气为重点，兼顾湿郁、痰郁、热郁和血郁的证候要素，主次分明、用药全面。

宣通玄府，周流气血，当辨虚实。刘完素以阳气怫郁，玄府郁闭立论，用宣法、通法、清法治疗，清法为正治，多用苦寒或辛凉清热散结。楼全善提出黄连之类解郁热，椒目之类解湿热，茺蔚子之类解气郁，芎归之类解血郁，木贼之类解积郁，羌活之类解经郁，磁石之类解头目郁。刘完素、楼全善者均以祛邪为主，所治当属实证。而李东垣、朱丹溪用参芪四物汤等补气血通玄府，意在气血不足，玄府不能出入升降，故以此助气血运行。刘松岩制耳目不聪明附方，则通补上中下三焦，尤重脾胃，宣发中焦谷气，濡养五脏，通利玄府，促肾气上达于耳目。三者均以扶正为主，所治当属虚证。解郁逍遥散，疏肝解郁又清热化湿祛痰，既顾本又祛邪，适用于本虚标实、虚实夹杂的肝郁气滞、玄府闭塞的目系病变。

（庄曾渊　杨海静　盛倩）

补肝活血散

养血除肝风目暗
活络止眼珠坠痛

【出处】《银海精微》。

【原方剂量】藁本、白芷、石决明、天麻、防风、细辛、羌活、黄芪、菊花、当归、生地黄、黄连。上各等分，水煎服。

【心得剂量】藁本 10g，白芷 10g，石决明 10g，天麻 10g，防风 10g，细辛 3g，羌活 10g，炙黄芪 10g，菊花 10g，当归 10g，生地黄 10g，黄连 10g。

【功效】养血息风，搜风止痛。

【主治】肝血不足，血虚生风，上扰清窍所致眼球胀痛，眉棱骨痛，视物模糊，头晕耳鸣，心悸失眠，懈怠乏力等症。

【方义】

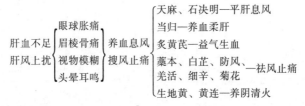

【临床应用】

急性闭角型青光眼滤过术后、慢性闭角型青光眼及原发性

204

开角型青光眼。眼压增高，眼胀痛，眉棱骨痛，视物模糊，畏光目眩，心烦心悸，失眠梦多，懈怠乏力，恶心呕吐。

【心悟】

本方在《银海精微》治肝风目暗疼痛，谓："此症肝风目暗者，乃肝肾虚劳，肝气不足，血虚故也。不时疼痛，举发无时，痛则惟眼珠坠痛，颇有赤涩泪出，看物依稀。"从发病特点来看，过劳是诱因，病程反复，发病急骤，主要表现为眼胀痛，眼红，眼刺激症状，视力下降，印证了病名中肝风目暗疼痛的要素。临床上与急性闭角型青光眼先兆期小发作极为相似，轻度眼压升高，眼胀，视力模糊，充分休息后恢复正常，多次发作后出现急性发作。目前急性闭角型青光眼多早期手术治疗，本方适用于急性闭角型青光眼术后眼压不稳定、慢性闭角型青光眼和开角型青光眼眼压升高时，配合降眼压药控制眼压改善症状。

肝体阴用阳，血为体，气为用。本证肝气、肝血两者俱虚是本，血虚生风，肝风上扰是标。当归补血柔肝，黄芪补肝气，补气生血，肝血充沛，冲和条达，再用石决明、天麻平肝息风，肝风自平。藁本、白芷、防风、羌活、细辛、菊花祛风止痛，且均有辛散作用，肝欲散，辛能补肝，有助于肝气的疏泄。气血和畅，消除肝风之源。生地黄、黄连养阴清热，清心火，并预防升阳化风，伤阴助火。如果气血两虚，日久目失所养，出现视野、视力损伤进行性加剧，眼胀痛不甚者，可减去祛风止痛药，加枸杞子、沙苑子、葛根、丹参滋肾活血明目。

名老中医韦文贵创青光眼三方（石决明、白蒺藜、决明子、防风、羌活、蝉蜕、密蒙花、白芷、细辛、白术、生地黄）平肝清肝，祛风止痛，滋阴明目，配合降眼压药治疗开角型青光眼有一定作用。与补肝活血散比较，青光眼三方清肝力量较强，对于眼胀痛伴见干涩，结膜充血，口渴便干，热象较重者可选用。

（庄曾渊　张明明）

天麻钩藤饮
平肝息风解挛急
清肝补肾宁心志

【出处】《中医内科杂病证治新义》。

【原方剂量】天麻、钩藤、生决明、山栀、黄芩、川牛膝、杜仲、益母草、桑寄生、夜交藤、朱茯神。

【心得剂量】天麻 10g，钩藤 10g，石决明 12g，栀子 10g，黄芩 10g，川牛膝 10g，杜仲 10g，益母草 10g，桑寄生 15g，夜交藤 10g，茯神 10g。

【功效】平肝息风，清肝宁神。

【主治】肝阳上亢，肝风上扰所致视网膜出血、渗出、水肿等眼底病变，伴见头晕头痛，目眩畏光，口干口苦，心烦失眠，腰膝酸软等症。

【方义】

肝阳上亢
肝风上扰
{
眼底出血
渗出水肿
头晕头痛
口干口苦
腰膝酸软
}
平肝息风
清肝宁神
{
天麻、钩藤、石决明—平肝息风
杜仲、桑寄生—补益肝肾
栀子、黄芩—清热泻火
益母草、川牛膝—活血利水，引血下行
夜交藤、茯神—安定心神
}

【临床应用】

1. 高血压性视网膜病变。视物模糊，视网膜动脉细，反光强，动静脉交叉压迹，视网膜出血、棉絮斑及硬性渗出，或见视盘水肿，伴头晕头痛、口干口苦、失眠、心烦易怒、尿赤便干等症。

2. 视网膜静脉阻塞。视力突然下降，视网膜静脉充盈迂曲，视网膜出血、渗出、水肿。分支静脉阻塞常在动静脉交叉处发生。伴头晕头痛、心烦失眠。

3. Meige 综合征眼睑痉挛型。轻者畏光干涩，瞬目增多，甚则眼睑痉挛，睁不开眼，伴头晕耳鸣，焦虑，心烦失眠等症。

【心悟】

天麻钩藤饮属平肝降逆之剂。其创制者胡光慈称其为"用于肝厥头痛、晕眩、失眠之良剂"。目前，临床上将天麻钩藤饮广泛应用于治疗高血压、偏头痛、儿童多发性抽动症等多种疾病。眼科常用于治疗视网膜静脉阻塞、高血压性视网膜病变。

视网膜静脉阻塞，好发于中老年人，常伴高血压、高血脂、动脉硬化等，症见头晕耳鸣，口干口苦，心烦失眠，辨证为肝阳上亢，肝风上扰者，应用天麻钩藤饮治疗。发病初期，若情绪紧张，入睡困难，可加生牡蛎、淮小麦、炙甘草、大枣；头痛剧烈加菊花、桑叶；便干便秘加生大黄。随着阳亢症状逐渐平稳，口苦口干减轻，去栀子、黄芩，加入活血通络之赤芍、当归尾、丹参、桃仁、三七粉，能够促进视网膜渗出、水肿的吸收，有较好的临床效果。

借鉴内科治疗妊娠高血压综合征的经验，本方中桑寄生、黄芩、杜仲均有安胎作用。若去牛膝、益母草等活血药加羚羊角、菊花、泽泻、茯苓、蝉蜕、僵蚕清肝泄热，息风定痉，可试用于治疗妊娠高血压综合征所致视网膜病变属肝阳上亢、络脉瘀阻者。

（魏春秀　庄曾渊）

镇肝熄风汤

镇肝息风止血溢 滋阴潜阳降冲逆

【出处】《医学衷中参西录》。

【原方剂量】怀牛膝一两，生赭石（轧细）一两，生龙骨（捣碎）五钱，生牡蛎（捣碎）五钱，生龟板（捣碎）五钱，生杭芍五钱，玄参五钱，天冬五钱，川楝子（捣碎）二钱，生麦芽二钱，茵陈二钱，甘草钱半。

【心得剂量】怀牛膝 15g，生代赭石 15g，生龙骨 15g，生牡蛎 15g，生龟板 15g，白芍 10g，玄参 10g，天冬 10g，川楝子 6g，生麦芽 10g，茵陈 10g，炙甘草 6g。

【功效】滋阴潜阳，镇肝息风。

【主治】肝肾阴虚，肝阳上亢，肝风上扰所致视网膜出血、渗出、水肿等眼底病变，伴见上盛下虚，头晕头痛，目胀耳鸣，面赤烘热，心中烦热，腰膝酸软，两足乏力等症者。

【方义】

阴亏阳亢 肝风上扰

眼底出血
渗出水肿
头晕头痛
面赤烘热
腰膝酸软

滋阴潜阳 镇肝息风

怀牛膝—引血下行，令血不致瘀阻于上
生代赭石、生龙骨、生牡蛎、生龟板—镇肝息风，滋阴潜阳
白芍—养血柔肝
玄参、天冬—养阴清热，滋水涵木
川楝子、麦芽、茵陈—疏肝理气，清泄肝热
炙甘草—调和诸药

【临床应用】

1. 高血压性视网膜病变。视物模糊，视网膜小动脉硬化，视网膜出血、渗出，伴头晕头痛，面赤烘热，手足心热，口干欲饮，腰膝酸软，头重脚轻，甚则肢体活动欠利。

2. 视网膜静脉阻塞。视力突然下降，视网膜静脉充盈迂曲，视网膜出血、渗出水肿，伴头晕头痛，面色发红，脑部发热，手足心热，腰膝酸软，常有高血压史，或因暴怒引发。

【心悟】

镇肝熄风汤治"内中风证，其脉弦长有力，或上盛下虚，头目时常眩晕，或脑中时常作疼发热，或目胀耳鸣，或心中烦热，或时常噫气，或肢体渐觉不利，或口眼渐形歪斜，或面色如醉，甚或眩晕，至于颠仆，昏不知人，移时始醒，或醒后不能缓解，精神短少，或肢体痿废，或成偏枯"，是张锡纯针对中风初起设立的一张经典处方。

在眼科，本方用于和高血压、动脉硬化相关的眼病，如高血压性视网膜病变、视网膜静脉阻塞、视网膜动脉阻塞等。临床表现为视力突然下降或视野缺损，可比作眼中风。高血压性视网膜病变，多发于高血压慢进型晚期或急进型，视网膜动脉细，呈银丝状，后极部视网膜出血水肿，棉絮状渗出斑。发生于老年人的视网膜静脉阻塞，阻塞常发生在动静脉交叉点，远端静脉迂曲，放射状出血水肿。视网膜动脉阻塞与血管壁改变或血管痉挛有关，视网膜动脉显著变细，有的呈白线状，后极部视网膜水肿，黄斑樱桃红。凡症见头晕头痛，面赤烘热，烦热失眠，腰膝酸软，两足乏力等症属肝肾阴虚，阳亢风动，上盛下虚者，都可以本方为主化裁治疗。如头晕头痛剧烈，加羚羊角清肝息风；眼干涩痛，腰膝酸软明显加枸杞子、女贞子、楮实子、制首乌滋补肝肾；视网膜水肿明显者加茯苓、猪苓、泽泻利水渗湿，必要时加生地黄相佐，防利水伤阴。

王旭高《西溪书屋夜话录》："肝风一证，虽多上冒颠顶，亦能旁走四肢，上冒者，阳亢居多，旁走者，血虚为多。然内风多从火出，气有余便是火。"肝风的形成一般和肝气郁结、肝血不足有关。肝郁化火，肝火耗伤阴血，阴虚阳亢，肝阳化风，整个过程由实（火）向（阴）虚演变，在不同节点可出现肝火、阴虚各有侧重的表现。初起肝火的热象较重，症见头晕头痛，目眩畏光，口干口苦，心烦失眠，尿赤便干等。病久热象已退而阴血亏损，症见目胀耳鸣、脑部热痛、手足心热，干涩昏花。

天麻钩藤饮和镇肝熄风汤都能平息肝风，治头晕头痛、视力模糊。而前者含栀子、黄芩清肝泻火，夜交藤、茯神安神定志，通过清肝火、宁心神以平肝息风。镇肝熄风汤以牛膝引血下行，代赭石、龙骨、牡蛎镇肝潜阳，生龟板、白芍、玄参、天冬养阴制阳，通过镇潜降逆以镇肝息风。天麻钩藤饮适用于肝阳偏亢、肝风上扰证，镇肝熄风汤适用于阴虚风动、气血上冲证。

张锡纯又创建瓴汤（生怀山药、怀牛膝、生代赭石、生龙骨、生牡蛎、生怀地黄、生白芍、柏子仁）镇肝息风，是镇肝熄风汤的姐妹方，其清降力不如镇肝熄风汤，但能宁心安神是其特色。

（庄曾渊 魏春秀）

六味地黄丸（原名地黄丸）

滋阴补肾代表方

治肝肾阴虚目病

【出处】《小儿药证直诀》。

【原方剂量】熟地黄八钱，山萸肉四钱，干山药四钱，泽泻三钱，牡丹皮三钱，白茯苓（去皮）三钱。上为末，炼蜜丸如梧子大，空心，温水化下三丸。

【心得剂量】熟地黄 15g，山茱萸 10g，山药 15g，泽泻 10g，牡丹皮 10g，茯苓 10g。

【功效】补肾滋阴。

【主治】肝肾阴虚所致视物模糊，头晕耳鸣，口干咽燥，腰膝酸软。

【方义】

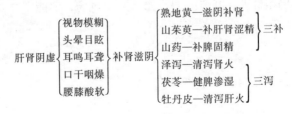

【临床应用】

1. 老年性白内障。视物模糊，晶状体混浊，伴头晕耳鸣，腰膝酸软，尿少色黄，口干咽燥，形体消瘦等症。

2. 干眼。干涩刺痒，泪少畏光，常欲瞬目，视力模糊，伴口干少津，头晕耳鸣，肠燥便秘等症。

3. 非增殖性糖尿病视网膜病变。视网膜微动脉瘤，出血，硬性渗出，软性渗出，视网膜内微血管异常和静脉串珠样改变，视力下降，伴头晕耳鸣，失眠健忘，心烦烘热，口干咽燥。

【心悟】

六味地黄丸在《小儿药证直诀》原称地黄丸。该方在张仲景金匮肾气丸的基础上，去桂枝、附子而成。原治小儿发育不良，表现为立迟、行迟、发迟、齿迟、语迟的"五迟"证。六味地黄丸是补肾滋阴的基础方，后世很多补肾滋阴的方剂都由此方加减化裁而成。目前六味地黄丸广泛应用于临床各科，辨证属肝肾阴虚证者。

眼科，基于"瞳神属肾"的理论，瞳神疾病多从肾论治，如圆翳内障、高风雀目、视瞻昏渺等病。《一草亭目科全书》谓："内障者血少神劳肾虚也，法当养血补阴，安神明目，须用加减地黄丸主之。"六味地黄丸三补三泻，以补为主，补肝脾肾三脏真阴不足，以补肾为主。内障眼病，症见视物昏花、瞳仁散大、头晕耳鸣、腰膝酸软、潮热盗汗、手足心热、口干咽燥，证属肾阴虚或阴虚内热者，可用六味地黄丸加减论治。然《审视瑶函》有"因知肝肾无邪，则目决不病"之说。历来眼科用六味地黄丸并非纯补，而是强调宜先审邪正虚实，再议补泻。确认无邪则以补为主，若正虚而有邪，必先祛邪而后再补。所谓邪，在眼病是指引起肝胆脉道孔窍壅塞以致五脏六腑精华不能上注于目的风邪、痰火或瘀血，因此出现了眼科独特的补肾疏风、补肾清火等治法，如：①《眼科集成》归芍地黄汤（六味地黄丸加当归、白芍、荆芥、前胡、栀子、车前子、牛膝、侧柏叶）补肾疏风、和血宁血，治阴虚突感风热，逼血上行。②《原机启微》益阴肾气丸（六味地黄丸加生地黄、当归尾、五味子、柴胡，朱砂为衣）滋肾行血、疏肝清心，治怒甚伤肝，气不聚，瞳仁散大。③《眼科百问》滋阴地黄丸（六味地黄丸加黄柏、知母、荆芥、防风、白芷、苍术、金银花、龙胆草、菊花、枸杞子、楮实子）补肾祛风、清热燥湿，治肾虚泪多，迎风即痒，揩拭不止，遂成两睑赤烂者。④同仁堂明目地黄丸（六味地黄丸加枸杞子、菊花、当归、白芍、白蒺藜、石决明）滋阴补肾、平肝明目，治目涩羞明，视物模糊，迎风流泪等症。

肾阴为全身诸阴之本，肾阴虚可引起其他脏腑的阴虚不足，例如肾阴虚可引起肝阴虚、肝血虚，症见视物昏花、干涩少泪、眉骨隐痛、聚星云翳，可予六味地黄丸加当归、白芍、川芎、沙苑子、木瓜、蝉蜕，补血养肝明目。引起心阴虚、心血虚，症见心悸气短、虚烦失眠、外眦赤脉、微痒生眵，予六味地黄丸加太子参、麦冬、五味子、玄参、炒酸枣仁、菊花、薄荷，滋补心肾。引起肺阴虚，症见口干咽燥、眼干涩刺痛、白睛红丝色淡短细，予六味地黄丸加沙参、麦冬、白芍、桔梗、桑叶、菊花，补养肺肾。肾阴虚还可致阴不制阳，阴虚火旺，相火偏亢，症见头晕耳痛、口干咽燥、五心烦热、神光自现，可予六味地黄丸加炒知母、炒黄柏、茯神、柏子仁，养阴清热宁神。又可因肾水不能上济致心火亢盛，心肾不交，症见心烦惊悸、健忘少眠、五心烦热、口干咽燥、视瞻昏渺、视大变小，予六味地黄丸加黄连、黄芩、白芍、阿胶或合交泰丸，交通心肾。综上，加减用药的实质是在"滋阴"和"降火"之间权衡得失，恢复阴平阳秘的状态而治疗眼病。临床对于脾胃虚弱，大便溏泄，湿热中阻，脘腹胀满者，本方应慎用。

（庄曾渊　张明明　魏春秀）

【出处】《景岳全书》。

【原方剂量】大怀熟八两，山药（炒）四两，枸杞四两，山茱萸肉四两，川牛膝（酒洗、蒸熟）三两，菟丝子（制）四两，鹿胶（敲碎、炒珠）四两，龟胶（切碎、炒珠）四两。上先将熟地蒸烂，杵膏，加炼蜜丸，桐子大。每食前用滚汤或淡盐汤送下百余丸。

【心得剂量】熟地黄 15g，山药 10g，枸杞子 12g，山茱萸 10g，川牛膝 10g，菟丝子 12g，鹿角胶 6g，龟板胶 6g。

【功效】滋阴补肾，益精补髓。

【主治】肾阴不足，精髓亏虚所致视物模糊，干涩磨痛，头晕目眩，或伴有腰膝酸软，遗精滑泄，口干咽干，口渴欲饮，自汗盗汗等症。

【方义】

```
             ┌ 视物模糊 ┐                    ┌ 熟地黄—滋肾益精补髓
             │ 干涩磨痛 │                    │
   肾阴不足  │ 头晕目眩 │ 滋补真阴  │ 山药、山茱萸、枸杞子—滋补阴精
   精髓亏损  │ 口干咽干 │ 益精补髓  │ 龟板胶、鹿角胶—益精补髓，血肉有情之品
             │ 腰膝酸软 │                    │
             └ 自汗盗汗 ┘                    └ 菟丝子、川牛膝—补肝肾，强腰膝
```

【临床应用】

1. 干燥综合征。双眼干涩，异物感，畏光，刺痛，泪少、欲哭无泪，视力模糊或视力波动，结膜充血无光泽，伴口渴欲饮，关节疼痛，腰膝酸软，筋脉拘急，失眠盗汗，便秘尿黄等症。

2. 特发性脱髓鞘性视神经炎、视神经萎缩。视力模糊，视盘色淡，伴头晕耳鸣，腰膝酸软，口渴欲饮，遗精滑泄，健忘懈怠。

【心悟】

左归丸是张景岳治肾水不足，精髓亏虚的代表方，由六味地黄丸去三泻（泽泻、茯苓、牡丹皮）加入枸杞子、龟板胶及川牛膝滋补肾阴，加鹿角胶、菟丝子补阳，阳中求阴，即张景岳所谓："善补阴者，必于阳中求阴，则阴得阳升而源泉不竭。"在眼科，阴虚证多表现为眼部干涩，头晕目眩，口干唇燥，脉细，舌红苔薄和不同程度的视觉障碍。肾精亏虚常见于先天禀赋不足，老年体衰，或久病及肾。肾主瞳神，"精衰而视变"，视觉异常，以长为短，以白为黑，妄见，视惑，视瞻昏渺，且常伴见髓海不足，头晕耳鸣，骨弱无力，肾阴虚者可选用本方。若用药时间较长，可适当配伍行气活血药，补中有通，避免壅塞之弊。

左归丸的组方结构反映了张景岳临床治疗中，重形体、养精血的学术思想。他指出："凡欲治病者，必以形体为主，欲治形者，必以精血为先。"无论阴阳如何亏虚，阴精总是维持形体功能的物质基础。肾阴亏虚，补益阴精是不二选择。在元阳不足时，亦存在阴精耗伤。温阳药必须在阴精充足的条件下才能发挥很好的作用。

　　左归丸和六味地黄丸同为补阴方剂，治疗肝肾阴虚，症见视物昏花、干涩畏光、瞳仁散大、头晕耳鸣、腰膝酸软等症。然二者在滋阴力度和方证选用上有所差别。六味地黄丸用熟地黄、山茱萸、山药，肾肝脾三阴并补，又配泽泻泻肾火、牡丹皮清肝火、茯苓渗脾湿，三补三泻，补中寓泻，补益肝肾又治阴虚内热，如手足心热、潮热盗汗、梦遗滑泄、口干咽燥等症。而左归丸补益肾阴功效强于六味地黄丸，尤其是龟、鹿二胶为血肉有情之品，补益气血尤为宏捷，系纯补之剂，适用于真阴不足不能滋养营卫，渐至气血衰弱，津液枯涸，精髓内亏，症见视力昏矇加重，昏晕耳聋、腰酸腿软、口干咽燥、渴欲饮水等症。眼科用于治疗变性或营养障碍类眼底病变，如视神经萎缩、黄斑病变出现肾阴不足、精血亏损证的患者。

　　左归饮（熟地黄、山药、山茱萸、枸杞子、茯苓、炙甘草）系左归丸去龟鹿二胶、菟丝子、川牛膝加茯苓、炙甘草而成。补益肾阴较左归丸功效减弱，治真阴不足之轻者，见腰膝酸软，口渴欲饮。

（庄曾渊　潘红丽）

熟干地黄丸

益气养血清心火
滋阴敛气收瞳神

【出处】《兰室秘藏》。

【原方剂量】人参二钱，炙甘草三钱，天门冬（汤洗，去心）三钱，地骨皮三钱，五味子三钱，枳壳（炒）三钱，黄连三钱，当归身（酒洗，焙干）五钱，黄芩五钱，生地黄（酒洗）七钱五分，柴胡八钱，熟干地黄一两。上件同为细末，炼蜜为丸，如梧桐子大，每服一百丸，茶汤送下，食后，日进二服。

【心得剂量】党参 10g，炙甘草 10g，天冬 10g，地骨皮 10g，五味子 6g，枳壳 10g，黄连 8g，当归身 10g，黄芩 10g，生地黄 15g，柴胡 10g，熟地黄 15g。

【功效】益气养血，滋阴清热。

【主治】阴虚血少，心火亢盛所致内障目暗，瞳神散大，视物模糊，或伴有眼珠闷胀，眉棱骨酸胀，心中忐忑，烦闷不安者。

【方义】

```
               ┌内障目暗┐            ┌熟地黄、生地黄、当归、天冬、地骨皮—滋阴养血
阴虚血少 │瞳神散大│ 益气养血 │党参、炙甘草—补气生血
心火亢盛 │眼珠闷胀│ 滋阴清热 │五味子—补气敛气
               │口干烦热┘            │黄芩、黄连—清心火，除邪热
                                        │枳壳—调气机
                                        └柴胡—使药
```

【临床应用】

1. 老年性白内障初发期。视物模糊，晶状体轻度混浊，口渴欲饮，心烦不宁，夜眠不安。

2. 原发性开角型青光眼、慢性闭角型青光眼及炎症继发的青光眼。眼压控制后，仍感眼胀，视力模糊，瞳孔较大，心烦不宁，口干咽干，神疲乏力。

3. 慢性葡萄膜炎。视物模糊，眼睛干涩，或有云雾飘荡，咽干少津，五心烦热，失眠多梦。

【心悟】

熟干地黄丸系李东垣治内障眼方，治"血弱阴虚，不能养心，致心火旺，阳太甚，瞳子散大"。李东垣论瞳神散大，从火与气着眼，血弱阴虚源自气虚。《脾胃论》："脾胃既虚，不能升浮，为阴火伤其生发之气，荣血大亏，荣气伏于地中，阴火炽盛，日渐煎熬，血气亏少。"即脾胃虚，清阳之气不能升发而郁于脾，致阴血亏虚，心火旺而瞳神散大。另外，认为辛主散，热则助火，食用辛热之物太过，或风热入中，上冲头目，致头目肿闷，瞳神散大。本方生地黄、熟地黄、天冬、地骨皮，甘寒补肾水，再加人参、甘草甘温补气，即阳旺则生阴血。当归和血，五味子敛气收瞳，黄连、黄芩苦寒清热，枳壳、柴胡调气。全方益气养血，滋阴清热，治瞳神散大，视物模糊的内障眼病，常见于老年性白内障、原发性开角型青光眼、慢性闭角型青光眼、青光眼睫状体炎综合征等。

《原机启微》称本方为滋阴地黄丸，用治"神水散大"，谓"气为怒伤散而不聚之病，有热者滋阴地黄丸主之"。从七情内伤，怒气伤肝，以致肝气横逆，肝火上炎，脾胃受伤，气失收聚，瞳神涣散来论述"神水散大"的证治，充实了病因病机理论，与本方补气、滋阴、养血、清热的方义完全符合。

本方与冲和养胃汤均为李东垣治内障眼病的代表方剂。李东垣认为饮食、劳倦、情志所伤致脾胃虚弱，心火大盛，百脉沸腾，血脉逆行，邪害空窍，引发眼病。根据病势演变，由气到血。若气虚阴火，以补脾胃、泻阴火为主，予冲和养胃汤。冲和养胃汤以人参、黄芪、甘草、升麻、柴胡益气升阳，甘温除热为主，配当归、白芍、五味子收敛阴血，黄连、黄芩泻火，羌活、防风散火。若阴火炽盛，营血大亏，则宜养阴血、清心火，予熟干地黄丸。熟干地黄丸用熟地黄、当归、生地黄、天冬养血滋阴为主，方中配人参、甘草、五味子补气敛气，黄连、黄芩泻火。两方所治同源异途，一阴一阳，各有侧重。合而观之，完全体现了李东垣治疗内伤阴火提出的"滋以化源，补以甘温，泻以甘寒，以酸收之，以小苦通之"的治疗原则在眼科的应用。所以脾胃气虚，气虚阴火用冲和养胃汤；血弱阴虚，心火亢盛用熟干地黄丸。

另外，李东垣提出"凡医者，不理脾胃及养血安神，治标不治本，是不明正理也"的观点，调理脾胃，培补元气，养血安神可平心火，亦确是治疗慢性眼病的重要法则。

（庄曾渊　盛倩）

一贯煎
滋肾养肝增泪液
疏泄肝气解郁结

【出处】《柳州医话》。

【原方剂量】北沙参、麦冬、地黄、当归、枸杞子、川楝子。

【心得剂量】北沙参15g，麦冬10g，生地黄15g，当归10g，枸杞子10g，川楝子3g。

【功效】滋养肝肾，疏肝解郁。

【主治】肝肾阴虚，肝郁气滞所致眼干涩，视物模糊，胁腹疼痛，咽干口燥，舌红少苔等症。

【方义】

肝肾阴虚　　眼干涩　　　　　　生地黄、当归、枸杞子—滋肾养肝
肝郁气滞　　视力模糊　滋养肝肾　北沙参、麦冬—滋阴生津
　　　　　　咽干口燥　疏肝解郁　川楝子—清热疏肝解郁
　　　　　　胁腹胀痛

【临床应用】

1. 干眼。双眼干涩疲劳，视物模糊，伴咽干口燥，胸胁胀满，心情烦闷，舌红少苔。

2. 老年性黄斑变性早期。视物模糊，视物变形、变色，伴胸胁不舒，咽干口燥，舌红少苔。

【心悟】

本方在《柳州医话》治"胁痛、吞酸、吐酸、疝瘕一切肝病"。张山雷言："柳州此方，原为肝肾阴虚，津液枯涸，血燥气滞变生诸证者设法。"肝肾阴虚为病本。肝血不足，肾水亏虚，肺胃津乏，肝体失养，则兼气滞不舒，所以见胁肋脘腹疼痛等症。肝气之所以滞，是由于肝血不能充，故若一味投以香附之类香燥气药，则燥更伤阴，液尤耗，气尤滞，病日益甚。故魏玉璜创制本方，以生地黄、枸杞子补精生血，滋水涵木，合北沙参、麦冬滋肺胃之阴，培土荣木，滋其水源，当归养肝血，总使阴血充而肝木柔。再独加一味苦寒之川楝子，以调肝木之不舒，顺其条达之性，开创了治疗阴虚肝郁的先河。

魏玉璜认为"肝为万病之贼"，提出从肝入手论治杂病，这对眼病的治疗具有深远的意义。目为肝窍，治肝诸方在眼科广为应用。一贯煎既能养肝柔肝，又能疏肝解郁，正适合某些老年性退行性病变、变性和营养障碍类眼底病。此类眼底病常责之于肝肾不足，而慢性病程，久病致郁。本方将养阴与疏肝统一起来，肝血充、肝体柔则肝气疏而肝郁解，为治疗提供了新的思路。泪为肝之液，肝血充则神水充，眼科取其滋养阴血的作用，还用于治疗眼干涩，视物模糊，口干咽干，舌红少津等肝肾阴虚的干眼。

（庄曾渊　柏梅　盛倩）

滋阴降火汤

滋阴养血补肾水
除热解郁清相火

【出处】《审视瑶函》。

【原方剂量】当归一钱，川芎五分，生地黄（姜汁炒）八分，熟地黄八分，黄柏（蜜水炒）八分，知母（蜜水炒）八分，麦冬肉八分，白芍药（薄荷汁炒）七分，黄芩七分，柴胡七分，甘草梢四分。上剉剂。白水二盅，煎至八分，去滓热服。

【心得剂量】当归 10g，川芎 10g，生地黄 15g，熟地黄 10g，黄柏 10g，知母 10g，麦冬 10g，白芍 10g，黄芩 10g，柴胡 10g，炙甘草 3g。

【功效】补肾养血，滋阴降火。

【主治】阴虚火旺所致自感目外有无数细细红星，如萤火飞动或如灯光闪烁，口干口苦，咽燥，五心潮热，盗汗失眠，小便短赤。

【方义】

```
                                    ┌ 生地黄、麦冬—养阴清热
            ┌ 眼前闪光 ┐            │ 当归、白芍、熟地黄、川芎—养血柔肝
阴虚火旺 ┤ 口干咽燥 ├ 补肾养血 ┤ 黄柏、知母—滋阴降火
            └ 心烦失眠 ┘ 滋阴降火 │ 黄芩、柴胡—清热解郁
                                    └ 炙甘草—调和诸药
```

【临床应用】

1. 白点综合征、急性区域性隐匿性外层视网膜病变。视物模糊，阳性暗点，眼前闪光，因外感劳累，压力过大引发，伴精神疲劳，口干咽燥，心烦失眠。

2. 视网膜静脉周围炎增殖性视网膜病变牵拉视网膜。眼前闪光，伴口干咽燥，五心潮热，盗汗失眠。

【心悟】

《审视瑶函》所述"目外自见神光出现，每如电光闪掣"或"自视目外有无数细细红星如萤火飞缭乱"即是自觉有闪光感的症状，常见于中医眼科神光自现症、萤星满目症、黑夜晴明症等。闪光感是视网膜感光细胞受刺激的表现，主要由炎症、水肿和牵拉引起。白点综合征是一类发生在视网膜外层、色素上皮层、脉络膜层面的多发性黄白色炎症病变。急性区域性隐匿性外层视网膜病变亦累及视网膜感光细胞层，均出现闪光和视野暗点。

中医取象比类将眼前闪光感的病机归属于火。上述病变以视力下降、视野暗点、眼前闪光为主诉，外眼不红不肿，故非外感火邪，而是脏腑失调引起的内生火热。从白点综合征等多种眼病的病程观察，内生火热的形成可以大致分为邪郁化火和阴虚火旺两个阶段。外感六淫未得到及时疏解，由表入里，从经络到官窍，郁久而化热，邪郁化火为实火。火邪伤阴，病久肾阴耗伤，阴不制阳。若肝肾阴虚则相火妄动，若心阴不足，则心火上炎。阴虚火旺属虚火，临床所见神光自现、萤星满目等症，以肾阴不足、阴虚火旺证居多。本方临床应用需病证结合辨证论治。如急性多灶性缺血性脉络膜病变，初起可见感冒症状，如咽红、咽痛、头痛、肢酸等不适，本方去熟地黄、白

各论 滋阴降火汤

芍、黄柏、知母，加金银花、连翘、马勃、牛蒡子；如眼底出现多发性鳞状奶白色病灶，角膜后壁尘状沉着物，房闪（+），浮游物（+），玻璃体混浊，宜合清热解毒之内疏黄连汤使用；若病情渐趋稳定，外感症状消失，白色斑点消退，出现色素紊乱，仍感视力模糊，视野暗点，伴心悸怔忡，心烦失眠。本方去知母、黄柏，加石菖蒲、远志、五味子、茯神、丹参、三七粉，或合天王补心丹；视网膜静脉周围炎反复出血形成的增殖性视网膜病变，可加炙鳖甲、生牡蛎、夏枯草软坚散结。若出现孔源性视网膜脱离则宜做玻璃体手术治疗。

（庄曾渊　高君）

石斛夜光丸

补肝肾健脾益气 行气血清肝明目

【出处】《原机启微》。

【原方剂量】天门冬（焙）二两，人参二两，茯苓二两，五味（炒）半两，干菊花七钱，麦门冬一两，熟地黄一两，菟丝子（酒浸）七钱，干山药七钱，枸杞七钱，牛膝（浸）七钱半，杏仁（去皮尖）七钱半，生地黄一两，蒺藜半两，石斛半两，苁蓉半两，川芎半两，炙草半两，枳壳（麸炒）半两，青葙子半两，防风半两，黄连半两，草决明八钱，乌犀（镑）半两，羚羊角（镑）半两。为细末，炼蜜丸，桐子大。每服三五十丸，温酒盐汤任下。

【心得剂量】天冬 10g，党参 10g，茯苓 10g，五味子 6g，菊花 10g，麦冬 10g，熟地黄 10g，菟丝子 10g，山药 10g，枸杞子 10g，牛膝 10g，苦杏仁 8g，生地黄 10g，白蒺藜 9g，石斛 10g，肉苁蓉 10g，川芎 10g，炙甘草 6g，枳壳 10g，青葙子 10g，防风 10g，黄连 8g，决明子 10g，水牛角 10g，羚羊角粉 0.3g。

【功效】补益肝肾，清肝明目。

【主治】肝肾两虚，阴虚火旺所致内障初起，瞳神散大，视物模糊，眼前黑影，隐涩羞明，或伴头晕耳鸣，腰膝酸软，口干，手足心热。

【方义】

肝肾两虚
阴虚火旺
{ 内障目暗
瞳神散大
畏光羞明 }
补益肝肾
清肝明目
{
石斛、生地黄、熟地黄、——益阴生津
麦冬、天冬、五味子
菟丝子、枸杞子、牛膝、肉苁蓉——补肾益精
党参、山药、甘草、茯苓——健脾补气
川芎、枳壳、苦杏仁——行气活血
菊花、青葙子、决明子、防风、白蒺藜——清肝明目
黄连、犀角、羚羊角——清热息风
}

【临床应用】

1. 老年性白内障初发期。视物模糊，晶状体轻度混浊，伴头晕耳鸣，腰膝酸软，口干。

2. 老年性黄斑变性早中期。黄斑区出现小、中玻璃膜疣，视网膜色素上皮改变，尚无明确脉络膜新生血管。

3. 葡萄膜炎、视神经炎恢复期。炎症已控制，视物模糊，眼干涩，伴头晕耳鸣，腰膝酸软，口干。

【心悟】

石斛夜光丸治"内障初起，视觉微昏，空中有黑花，神水变淡绿色。次则睹物成二，神水变淡白色。久则不睹，神水变纯白色"。所谓"神水"系指透过瞳孔所见之晶状体。"神水散"实为瞳仁散大，随之混浊晶体的可见区亦扩大。"神水亦为气聚也"，肝肾不足，不能聚气，神水散大。文中"初起""次则""久则"从时间上具体描述了白内障的发展进程。所以，作者立本方是为治疗白内障而备。

老年性白内障是老年人最常见的眼病。《原机启微》谓："阴弱不能配阴之病。"属于真阴不足，相火炽盛，火炎不制所致。《素问·阴阳应象大论》："年四十而阴气自半也，起居衰矣。年五十，体重，耳目不聪明矣。"老年人肾气衰，常表现为肾阴不足，阴虚火旺，而阴虚火旺之体又易积热动风。退行性

眼病与炎症性眼病恢复期，由于病程较久，均可因久病致郁，郁而生热，或郁热伤阴，再感风热。本方滋阴补肾为主，并伍以清肝明目，行气活血，清热息风，起到了防病于未然的效果。全方药性平和，古人有"丸药缓之"说，丸药有利于缓，利于久。所以本方在眼科应用广泛。

（庄曾渊　盛倩）

甘露饮

养阴清热调气机
阴虚湿热两相宜

【出处】《太平惠民和剂局方》。

【原方剂量】枇杷叶（刷去毛）、干熟地黄（去土）、天门冬（去心、焙）、枳壳（去瓤、麸炒）、山茵陈（去梗）、生干地黄、麦门冬（去心、焙）、石斛（去芦）、甘草（炙）、黄芩。

上等分，为末。每服二钱，水一盏，煎至七分，去滓，温服，食后、临卧。

【心得剂量】枇杷叶 10g，熟地黄 10g，天冬 10g，枳壳 10g，茵陈 10g，生地黄 10g，麦冬 10g，石斛 10g，炙甘草 6g，黄芩 10g。

【功效】养阴生津，清利湿热。

【主治】阴虚湿热所致白睛赤肿，目涩昏花，牙龈肿痛，口疮口臭等症。

【方义】

阴虚湿热
{
白睛赤肿
目涩昏花
牙龈肿痛
}
养阴生津
清利湿热
{
麦冬、天冬、生地黄、熟地黄、石斛—滋阴清热
黄芩、茵陈—清湿热
枇杷叶、枳壳—通利气机
炙甘草—和中
}

【临床应用】

1. 白塞病稳定期。湿热未清，阴液已伤，目涩昏花，视网

膜小片出血，烦热口臭，口腔溃疡，牙龈肿痛，口干不欲饮，大便不畅，舌红苔黄腻。

2. 干燥综合征。以眼干、口干为主症，眵多黏稠，牙龈肿痛，口疮口臭，或伴纳食不馨、腹胀便溏等症。

3. 反复发作外睑腺炎。红肿化脓结痂，多处起病，偏食，好食肥甘，口气重，口干大便干燥，夜间汗多。

【心悟】

本方病机特点是阴虚夹湿热。阴虚湿热证虚实相杂，标本互见。欲养阴治本，又恐滋腻助湿；欲燥湿治标，又恐津伤液亡。正如张璐所言："素禀湿热而夹阴虚者，治与寻常湿热迥殊。若用风药胜湿，虚火易于僭上。淡渗利水，阴液易于脱亡。专于燥湿，必致真阴耗竭。纯用滋阴，反助痰湿上壅。"治疗此证唯有"润燥合宜，刚柔协济，始克有赖"。甘露饮养阴清热，行气利湿，正合此证。原方以治疗牙龈肿痛、口臭、口疮咽痛见长。牙龈肿痛，口疮口臭，病位在胃。胃为燥土，喜润而恶燥，喜降而恶升。故用生地黄、熟地黄、麦冬、天冬、石斛、甘草润以补之，枇杷叶、枳壳降以顺之。有湿热壅滞用黄芩、茵陈清热燥湿，全方甘寒养阴生津为主，苦寒清热除湿为辅。

眼科应用本方多用于阴虚湿热所致的眼病。白塞病急性发病时眼红，视物模糊，病变出现渗出、出血，并有血管改变，或有口腔溃疡，胸闷痞满，便溏黏着不爽或干结，属湿热蕴结证，予龙胆泻肝汤合四妙勇安汤加减。急性期经治疗后，病情缓解，但由于病程日久，湿热化燥，或治疗中药过于温燥，邪热伤津，而见阴津不足，湿热未清之象，病机转变为阴虚夹湿热，此时用甘露饮治疗较为合适。

本方和上中下痛风方、左归丸均可用于治疗干燥综合征，同病异治，证候的病位、病性各自不同。干燥综合征以阴虚为本，燥热为标。若病位在表，外感风寒湿邪与血热搏结，瘀血阻络，津血不畅，湿热化燥，燥伤官窍、肌肤、关节、筋脉，症见眼干、口干、皮肤干燥瘀斑、关节疼痛、屈伸不利，应用上中下痛风方清热利湿，活血通络。燥邪入里伤脾，脾阴不足，转输水谷精微为精血津液的功能受损，在出现燥证同时，又因升降失调，出现口干不欲饮、腹满不欲食、口臭、口腔溃疡、牙龈肿痛、大便或干或溏等症，阴虚燥热，湿浊中阻，宜用甘露饮养阴生津、清热利湿。燥伤肝肾则精血耗伤，肝肾两虚，在燥证基础上，同时可见头晕耳鸣、腰膝酸软、爪甲枯脆、咽燥口渴、失眠盗汗等症，属精髓不足证，宜用左归丸滋阴补肾，益精填髓。

（庄曾渊　柏梅　盛倩）

金匮肾气丸

温补肾阳代表方
治阳虚气弱目病

【出处】《金匮要略》。

【原方剂量】干地黄八两，薯蓣四两，山茱萸四两，泽泻三两，茯苓三两，牡丹皮三两，桂枝一两，附子（炮）一两。上八味，末之，炼蜜和丸梧子大，酒下十五丸，加至二十五丸，日再服。

【心得剂量】熟地黄 12g，山药 15g，山萸肉 12g，泽泻 10g，茯苓 10g，牡丹皮 10g，桂枝 10g，制附子 3g。

【功效】温补肾阳，化气行水。

【主治】肾阳不足，气化不利，水湿停滞所致视物模糊，黄斑水肿，神光式微，伴见腰膝酸软，下半身怕冷，小便清长等症。

【方义】

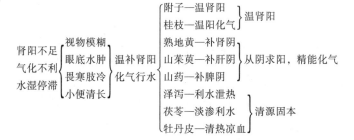

233

【临床应用】

1. 糖尿病视网膜病变黄斑水肿。视物模糊，视直如曲，伴腰以下怕冷，腰膝冷痛乏力，尿少足肿，或饮多尿多。

2. 中心性浆液性脉络膜视网膜病变。视力模糊，视大为小，伴心身劳倦，气短乏力，畏寒喜温，小便清长等症。

3. 自身免疫性眼病。长期应用糖皮质激素，引起激素依赖状态，减量或停用后出现乏力怕冷，动辄汗出气短，心悸眩晕，病情出现反复者。

【心悟】

肾气丸（《金匮要略》）治"脚气上入，少腹不仁""虚劳腰痛，少腹拘急，小便不利"。《医宗金鉴》谓："此肾气丸纳附桂于滋阴剂中十倍之一，意不在补火，而在微微生火，即生肾气也。"肾气即命门之火。命门之火不能亢，少火生气，命门火能腐熟水谷，蒸糟粕而化精微，运水精而生津液。肾气丸能补命门少火，促气化，可治疗水湿停滞引起的虚寒水肿。

本方在眼科的运用主要着眼于两个方面，一是温肾阳，生肾气，治疗因肾气不足，脾失健运，清阳不升，九窍不通所致视物模糊、纳食不馨、神疲乏力、便溏怕冷等症，或因气化不利，水液运行障碍引起的视网膜水肿、视网膜神经上皮/色素上皮浆液性脱离等症。二是培命门，补神光，在眼科有培补神光之源的功效。自《内经》以来，历代医家对眼的视觉（神光）产生，多从血、精、气、神四个方面论述，唯《证治准绳》《审视瑶函》等书在论述神光时突出"火"字，认为"神光源于命门，通于胆，发于心，皆火之用事"。神光是由于人体内肾气升腾而产生的结果。肾气强壮，则神光充沛；肾气衰弱，则神光暗淡。因此，金匮肾气丸在一些眼底病恢复期运用时，不一定具备全身肾阳衰虚之症状。

内障眼病一般治疗时间较长，为预防附子辛热引起燥热伤阴，可去附子加五味子、肉苁蓉、菟丝子、沙苑子。五味子益气生津，肉苁蓉药性温和而有温养之功，菟丝子、沙苑子性甘温，能补肾明目。如见心烦口渴，舌红脉数，为阴伤化燥之象，即配合滋阴药同用，如生地黄、玄参、麦冬等。

（庄曾渊　杨海静）

右归丸

温肾阳阴中求阳
填精补髓培元阳

【出处】《景岳全书》。

【原方剂量】大怀熟八两，山药（炒）四两，山茱萸（微炒）三两，枸杞（微炒）四两，鹿角胶（炒珠）四两，菟丝子（制）四两，杜仲（姜汤炒）四两，当归三两，肉桂二两（渐可加至四两），制附子二两（渐可加至五、六两）。上丸法如前，或丸如弹子大。每嚼服二、三丸。以滚白汤送下，其效尤速。

【心得剂量】熟地黄 15g，山药 15g，山茱萸 10g，枸杞子 10g，鹿角胶 6g，菟丝子 12g，杜仲 10g，当归 10g，肉桂 5g，制附子 3g。

【功效】温补命门，填精补髓。

【主治】元阳不足，精血亏虚所致视物模糊，夜盲，管视，神疲倦怠，腰膝酸软，畏寒肢冷，大便稀溏。

【方义】

元阳不足
精血亏虚
├ 视物模糊
├ 夜盲管视
├ 畏寒肢冷 ── 温补命门
├ 腰膝酸软   益精补髓
├ 神疲倦怠
└ 食少便溏

附子、肉桂—温补元阳
鹿角胶—温肾益精
熟地黄、山药、山茱萸、枸杞子—滋补阴精
杜仲、菟丝子—补肝肾，强筋骨
当归—养血活血

【临床应用】

1. 原发性视网膜色素变性。夜盲，视野缩小，伴畏寒倦怠，耳鸣耳聋，精神呆钝，动作迟缓，腰膝酸软，阳痿不孕。

2. 葡萄膜炎等自身免疫性眼病。应用免疫抑制剂引起肝肾损伤或者骨髓抑制，出现面色萎黄，神疲气衰，语音低怯，恶风憎寒，肢节痹痛，面浮足肿，纳呆呕恶，大便溏泄，白细胞、血小板、红细胞下降。

【心悟】

本方《景岳全书》治"元阳不足，或先天禀衰，或劳伤过度，以致命门火衰，不能生土，而为脾胃虚寒，饮食少进，或呕恶膨胀，或翻胃噎膈，或怯寒畏冷，或脐腹多痛，或大便不实，泻痢频作，或小水自遗，虚淋寒疝，或以寒侵溪谷而肢节痹痛，或以寒在下焦而水邪浮肿。总之，真阳不足者，必神疲气怯，或心跳不宁，或四体不收，或眼见邪祟，或阳衰无子等证"。张景岳是明代温补学派的翘楚，创立温补元阳法。命门学说是其立法制方的理论基础。他认为命门位居两肾之中，为真阴之脏，元阴藏于其中，而元阳由其所化。左肾主肾阴，右肾主肾阳。右归丸温养肾阳，治元阳不足；左归丸填补真阴，治真阴肾水不足。

元阳不足可因先天禀赋不足，或劳役过度、高年体弱、命门火衰所致。前者如原发性视网膜色素变性，中医称高风雀目，为阳衰不能抗阴之病。又如视锥细胞营养不良，极度畏光，《眼科捷径》谓："伏地羞明系真阳虚微，不敌阳光之故。"后者如肾病性视网膜病变，眼底视网膜渗出、水肿，伴全身水肿、形寒肢冷、神疲气怯，属脾肾阳虚者均可用本方加减论治。

右归丸和金匮肾气丸均能温补肾阳。金匮肾气丸在眼科多用于肾气不足，气化失司，水液失调的阳虚水肿。右归丸温补肾阳作用强于金匮肾气丸，且能补益精血，对脏腑官窍而言体用兼顾，眼科多用于治疗形质有伤，功能下降的退行性病变出现元阳不足，精血亏虚的患者。

六味地黄丸、金匮肾气丸和左归丸、右归丸这两组药大有渊源。王冰谓六味地黄丸"壮水之主以制阳光"，金匮肾气丸"益火之源以消阴翳"。张景岳基于命门学说创制二归丸，立意左归丸"壮水之主，以培左肾之元阴"，右归丸"益火之源，以培右肾之元阳"。对此王旭高指出："左归是育阴以涵阳，不是壮水以制火"，"右归是扶阳以配阴，不是益火以消水"。虽然壮水、益火用词相同，但所针对的阴阳盛衰、邪正虚实、病位病性是不同的。六味地黄丸治肾阴虚或阴虚内热，金匮肾气丸治肾气虚、水液失调。而左归丸治阴衰阳盛，补左肾元阴，右归丸治阳衰阴盛，补右肾元阳。元阴元阳是化生脏腑精气之源，若有亏损引起脏腑阴阳失衡、气血失调而得病。六味地黄丸、金匮肾气丸和左归丸、右归丸相比，后者滋阴或温阳作用更强，重视形质的恢复。从组方立意和药物组成看，六味地黄丸、金匮肾气丸治疗虚劳，肾阴虽弱，未致大伤，或脏气微滞而兼痰湿水邪；左归丸、右归丸治虚损，肾水不足渐至衰羸，或命门火衰形质俱损，在病变程度和主治靶位层次上是不一样的。

右归饮由熟地黄、山药、山茱萸、枸杞子、炙甘草、杜仲、肉桂、制附子组成，较右归丸少菟丝子、鹿角胶，增加了炙甘草，功能温补肾阳，填精补虚，治肾阳不足。药性较为平和。

（庄曾渊　潘红丽）

【出处】《伤寒论》。

【原方剂量】茯苓三两，芍药三两，生姜（切）三两，白术二两，附子（炮，去皮，破八片）一枚。

上五味，以水八升，煮取三升，去滓，温服七合，日三服。

【心得剂量】茯苓 15g，白芍 10g，生姜 5 片，白术 10g，制附子 3g。

【功效】温阳利水。

【主治】脾肾阳虚，阳虚水泛所致视网膜水肿或黄斑水肿，眼睑水肿，兼见四肢清冷，下肢肿胀，头晕心悸，大便稀溏等症。

【方义】

$$
\left.\begin{array}{c}\text{脾肾阳虚}\\\text{阳虚水泛}\end{array}\right\}\left.\begin{array}{c}\text{眼底水肿}\\\text{眼睑水肿}\\\text{视物变形}\\\text{身重浮肿}\end{array}\right\}\text{温阳利水}\left\{\begin{array}{l}\text{附子—温肾助阳}\\\text{茯苓、白术—健脾利湿，淡渗利水}\\\text{生姜—温阳散水}\\\text{白芍—柔肝敛阴}\end{array}\right.
$$

【临床应用】

1. 糖尿病视网膜病变黄斑水肿及全身性疾病引起的视网膜水肿。面色晦暗，形寒肢冷，神疲乏力，小便不利，大便稀溏。

2. 眼睑非炎性水肿。胞睑浮肿，隆起如球，不红不痒不痛，伴面色㿠白，气短乏力，纳呆便溏。

【心悟】

真武汤《伤寒论》治少阴病阳虚水泛："少阴病，二三日不已，至四五日，腹痛，小便不利，四肢沉重疼痛，自下利者，此为有水气。其人或咳，或小便利，或下利，或呕者，真武汤主之。"盖水之制在脾，水之主在肾，脾阳虚则湿难运化，肾阳虚则水不化气而致水湿内停。肾中阳气虚衰，寒水内停，则小便不利；水湿泛溢于四肢，则沉重疼痛，或肢体浮肿；水湿流于肠间，则腹痛下利；上逆肺胃，则或咳或呕；水气凌心，则心悸；水湿中阻，清阳不升，则头眩。这类症状在慢性充血性心力衰竭、肾病综合征等病中多见。治疗当以温阳利水为基本治法。

眼科因脾肾阳虚，阳虚水泛引起水肿的好发部位是眼睑和视网膜，且常与全身性疾病有关。胞虚如球（眼睑非炎性水肿）常见于糖尿病、急慢性肾小球肾炎、慢性心力衰竭和贫血等虚损性疾病。糖尿病视网膜病变、肾病性视网膜病变均可引起视盘周围及整个眼底视网膜水肿，甚至出现视网膜脱离。贫血性视网膜病变，当红细胞浓度或血红蛋白浓度降至正常的30%~50%即可出现眼底改变，后极部或遍及整个眼底视网膜水肿，伴视网膜出血、棉絮斑。上述种种原因引发的视网膜水肿或视网膜脱离，虽然原发病不同，但证型相同，基本病机是一样的，即阳气不足，水液失调。这类患者舌诊颇具特色，一般舌质淡胖有齿痕，苔白滑提示阳虚水停，苔白腻显示湿重。

（庄曾渊　杨海静）

加减驻景丸

补肝肾益精明目
暖下焦精气上承

【出处】《银海精微》。

【原方剂量】车前子（略炒）二两，当归（去尾）五钱，熟地黄（洗）五钱，枸杞子一两，川椒一两，楮实子一两，五味子一两，菟丝子（酒煮，焙）半斤。上为细末，蜜水煮糊丸，如梧桐子大，每服三十丸，空心或酒或盐汤下。

【心得剂量】车前子10g，当归15g，熟地黄20g，枸杞子10g，花椒3g，楮实子10g，五味子6g，菟丝子20g。

【功效】滋肾养肝，益精明目。

【主治】精血亏虚所致视物模糊，夜盲，管视，视物变形，坐起生花等症。

【方义】

精血亏虚 { 视物模糊 / 夜盲 / 视物变形 / 坐起生花 } 滋肾养肝 益精明目 { 楮实子、菟丝子、枸杞子、五味子—补肾益精明目 / 当归、熟地黄—养血填精 / 车前子—清热明目 / 花椒—温补命门 }

【临床应用】

1. 原发性视网膜色素变性。夜盲，视野缩小，伴腰膝酸软，眩晕耳鸣。

2. 中心性浆液性脉络膜视网膜病变晚期。浆液性脱离已吸收，仍感视物变形，视物模糊，出现灶性色素上皮萎缩或脉络膜血管萎缩。

3. 老年性黄斑变性。早期玻璃膜疣伴色素上皮改变和干性进展期出现地图状脉络膜毛细血管萎缩斑。

4. 玻璃体退行性改变，变性、液化、混浊、后脱离。云雾移睛或眼有闪光。

【心悟】

《银海精微》加减驻景丸治"肝肾气虚，视物眈眈，血少气多"，即肝肾两虚。肾阴虚而心肾不交，心火上炎，肝血虚而目失所养，以致两目昏暗，视物如隔云雾。楮实子、菟丝子、枸杞子、五味子，补肾益精明目；当归、熟地黄补血明目；花椒暖下焦，温补命门，使肾阴升腾，从阳化阴；车前子利水清肝明目使热从下泄。本方补益肝肾，益精明目，用于肝肾不足引起的多种眼病。

《银海精微》还有两首类方，如治血衰气盛，视物不真之驻景丸（楮实子、菟丝子、枸杞子、五味子、川椒、乳香、人参、肉苁蓉）；治心虚气弱，血运不行，小眦赤脉传睛之驻景丸（楮实子、菟丝子、枸杞子、五味子、川椒、乳香、人参、肉苁蓉、熟地黄、当归）。三方均补益肝肾，益精明目，基础方义相同，而因气血病机的不同，在补气和活血方面有所加减化裁。另外，《银海精微》尚有驻景补肾明目丸（楮实子、枸杞子、菟丝子、五味子、沉香、肉苁蓉、熟地黄、石斛、车前子、磁石、青盐）治肝肾俱虚，瞳仁内有淡白色，昏暗渐成内障。方中加磁石平肝潜阳安神，对肾精亏虚，肝阳偏亢，上扰头目心神者，更为适宜。

《银海指南》在加减驻景丸的基础上加柏子仁、炒酸枣仁、薏苡仁、肉苁蓉、茯苓、沉香，名三仁五子丸，治肝肾不足所致体弱，视昏，内障生花。加减驻景丸合四物汤名四物五子丸，治肾亏血亏。加减驻景丸合六味地黄丸去当归名六味五子丸，治真阴虚损目病。均突出了五子（楮实子、枸杞子、菟丝子、五味子、车前子）在治疗中的补精明目作用。

陈达夫教授《中医眼科六经法要》中亦载有驻景丸加减方（楮实子、枸杞子、菟丝子、五味子、茺蔚子、车前子、木瓜、紫河车、寒水石、生三七粉），方中楮实子、枸杞子、菟丝子、五味子补肾益精明目，与驻景丸、加减驻景丸相同，紫河车填精补髓，益肝肾补气血，生三七粉、茺蔚子活血通脉，木瓜舒筋活络，寒水石制紫河车之温燥，车前子利水清热，在补肾益精同时又能补气血通血脉，作用更趋全面。辨证加减用于退行性眼病出现萎缩变性、纤维增生，以及玻璃体退变混浊，形体有损，精血不足一类病变。

《目经大成》应用龟鹿二仙胶加阳起石、肉苁蓉、巴戟天、肉桂、沉香等壮真气，加当归、熟地黄、五味子、枸杞子、磁石、蕤仁等益真精，菊花、牛膝、楮实子、夏枯草，清头目，开郁结，亦名驻景丸，治男妇失荣致肌瘦面惨，目昏涩泣出，时见黑花。此驻景丸是对治疗失荣而言。在治疗眼病层面，我们认为"驻景"具有充养真精，永葆睛明，留驻美景的含义。《素问》："睛明者所以视万物，别白黑，审长短，长为短，以白为黑，颠倒错乱，神光暗曜，则精衰而视变矣。"说明眼睛视功能正常者，可具备良好的光觉、形觉、色觉，看到的景象清楚又真实，功能障碍就会出现视瞻昏渺、高风雀目、视直如曲、视赤如白等病变。而这些病变的发生总归咎于精衰。驻景丸及其类方以补肾益精见长，适合治疗慢性退行性病变，改善视功能。

（庄曾渊　杨海静　盛倩）

菊睛丸（原名菊睛圆）

温润补肾助肝阳
固涩止冷泪外溢

【出处】《太平惠民和剂局方》。

【原方剂量】枸杞子三两，巴戟（去心）一两，甘菊花（拣）四两，苁蓉（酒浸，去皮，炒，切，焙）二两。上为细末，炼蜜圆，如梧桐子大。每服三十圆至五十圆，温酒或盐汤下，空心、食前服。

【心得剂量】枸杞子 15g，巴戟天 10g，菊花 10g，肉苁蓉 10g。

【功效】补益肝肾。

【主治】肝肾不足所致冷泪不止，眼目昏暗，常见黑花。

【方义】

$$肝肾不足\begin{cases}不时冷泪\\眼目昏暗\\常见黑花\end{cases}补益肝肾\begin{cases}巴戟天、肉苁蓉—温养肝肾，益精血\\枸杞子、菊花—养肝益精，平肝明目\end{cases}$$

【临床应用】

1. 泪道功能不全。多见于老年人，无时冷泪，内眦部湿痒，而无红痛，眼眵不多，视物模糊，伴有头晕耳鸣，腰膝酸软。

2. 老年性黄斑变性早期、老年性白内障初发期、视神经萎

244

缩等病。可以本方为基础配合补肾养血药同用。

【心悟】

菊睛丸在《太平惠民和剂局方》原称菊睛圆，治"肝肾不足，眼目昏暗，瞻视不明，茫茫漠漠，常见黑花，多有冷泪"。《审视瑶函》称其为"无时冷泪症"，言："此症为目无赤病也，只是时常流出冷泪，久则瞻视昏渺。"精血衰败之人，悲伤哭泣久郁及妇人产后悲泣太过者易患此症。治宜补益肝肾。

泪为肝之液。泪液由肝阴化生，而受肝气、肝阳的调摄。若肝之阴血不足，则泪液分泌减少，两目干涩昏花。若肝气肝阳不足，肝之疏泄升发功能减弱，肝阳虚固摄无权，浊阴不化，则冷泪长流，此即《素问·生气通天论》所论"凡阴阳之要，阳密乃固"。又因年高之人，肝气虚，进而引起肝阳虚，故老年人、精血衰败之人多发无时冷泪症。菊睛丸补肾益精止泪，是补肾药在眼科的典型用例。《眼科集成》治清泪时流用大补元煎（人参、山药、杜仲、炙甘草、熟地黄、枸杞子、山茱萸、当归）、二气左归丸（人参、黄芪、山药、肉桂、菊花、防风、茺蔚子、楮实子、夏枯草、熟地黄、鹿角胶、五味子、蕤仁、山茱萸、枸杞子、当归、肉苁蓉、龟板胶、沙苑子），亦同出一理。临证还可加五味子以增加收敛固涩止泪之力。

目泪症分迎风冷泪症、迎风热泪症、无时冷泪症、无时热泪症。本方主要用于无时冷泪症，相当于泪道功能不全。眼轮匝肌松弛，使泪液泵作用减弱，以致泪液排出障碍而泪液溢出。至于因为眼表受刺激引起的流泪和泪道阻塞引起的泪溢，不在本方治疗之列。

（庄曾渊　杨海静　盛倩）

七宝美髯丹
益精血乌发固齿
补肝体养目增视

【出处】《本草纲目》。

【原方剂量】赤白何首乌（米泔水浸三四日，瓷片刮去皮，用淘净黑豆二升，以砂锅木甑，铺豆及首乌，重重铺盖蒸之。豆熟，取出去豆，曝干，换豆再蒸，如此九次，曝干为末）各一斤，赤白茯苓（去皮研末，以水掏去筋膜及浮者，取沉者捻块，以人乳十碗浸匀，晒干研磨）各一斤，牛膝（去苗，酒浸一日，同何首乌第七次蒸之，至第九次止，晒干）八两，当归（酒浸晒）八两，枸杞子（酒浸晒）八两，菟丝子（酒浸生芽，研烂晒）八两，补骨脂（以黑脂麻炒香）四两。并忌铁器，石臼为末，炼蜜和丸弹子大，一百五十丸，每日三丸。清晨温酒下，午时姜汤下，卧时盐汤下。其余并丸梧子大，每日空心酒服一百丸。

【心得剂量】制何首乌 10g，茯苓 10g，牛膝 10g，当归 10g，枸杞子 10g，菟丝子 12g，补骨脂 10g。

【功效】补肝肾，益精血。

【主治】肝肾不足，精血亏虚所致视物模糊，视一为二，眼前黑花，腰膝酸软，须发早白。

【方义】

肝肾不足　视物模糊　补肝肾　制首乌—补肝肾，益精血，乌须发，壮筋骨
精血亏虚　须发早白　益精血　菟丝子、补骨脂、牛膝、枸杞子—补肝肾
　　　　　腰膝酸软　　　　当归—补血养肝
　　　　　　　　　　　　　茯苓—健脾助运

【临床应用】

1. 老年性黄斑变性早期或干性老年性黄斑变性地图状萎缩。视物模糊，视物变形、变色，伴腰膝酸软，须发早白。

2. 老年性白内障、老视。视物模糊，视一为二，伴腰膝酸软，须发早白。

【心悟】

七宝美髯丹是《本草纲目》引积善堂方，有"乌须发，壮筋骨，固精气，续嗣延年"的作用，是临床使用较广的抗衰老、美容美发的验方。《医方集解》言其能治肾虚，气血不调之病，如气血不足，羸弱，周痹，肾虚无子，消渴，淋沥，遗精崩带，痈疮，痔肿等证。"发为血之余"，血虚不能养发则病脱发。正如《诸病源候论》所言："肾主骨髓，其华在发，若血气盛则肾气强，肾气强则骨髓充满，故发润而黑。若血气虚则肾气弱，肾气弱则骨髓枯竭，故发变白也。"司外揣内，毛发亦是脏腑功能的外候。须发病变和肝肾精血亏虚有关。七宝美髯丹治脱发等毛发病变正是其补肝肾、益精血的作用效果。

肝肾不足的表现，各科都有，眼科尤为重视。在五轮学说中，瞳神属肾。大多数内障虚证，如退行性、变性性病变导致的视力下降多与肝肾不足有关。肝肾不足所致眼病可分三类：一为老年性病变，如老视、老年性白内障、老年性黄斑变性等。高年体衰，五脏俱虚，气血不足，以本方补益肝肾，益精养血，配合健脾行气之炒白术、枳壳、木香，从肝肾脾调治。二为先

天性、遗传性眼病，如原发性视网膜色素变性、视锥细胞营养不良、Leber 遗传性视神经病变等。禀赋异常，精血不足，以本方配合益精补髓之鹿角胶、龟板胶、五子衍宗丸同用。三为炎性眼病的晚期，如继发性视网膜色素变性、陈旧性脉络膜视网膜病变、视神经萎缩等，病变晚期出现萎缩、瘢痕形成等病变，常以本方配合益气活血药，如黄芪、党参、红花、川芎、丹参、三七粉等合用，可望改善视功能。退行性、变性性眼病病程长，久病多郁、久病入络，可能在本虚的基础上形成夹火、夹瘀、夹痰，出现虚中夹实的证候，治疗中应注意随证加减。

"肝血为养目之源，肾精为司明之本"，若肾阴不足，则不能滋养肝血，不能发挥"血养水，水养膏，膏护瞳神"的作用。目失濡润，眼部可出现干涩不爽，视物不清，不耐久视等症，也可选用本方补益肝肾，养血明目。

（庄曾渊　柏梅）

还少丹

补肾益精强形质
温养少火充化源

【出处】《目经大成》。

【原方剂量】地黄、山药、枣皮、杜仲、牛膝、枸杞、远志、五味、苁蓉、小茴、续断、楮实、菟丝、巴戟。

【心得剂量】熟地黄 10g，山药 10g，山茱萸 10g，杜仲 10g，牛膝 10g，枸杞子 10g，远志 10g，五味子 10g，肉苁蓉 10g，小茴香 10g，续断 10g，楮实子 10g，菟丝子 10g，巴戟天 10g。

【功效】温肾益精，温阳健脾。

【主治】肾精亏虚，脾肾阳虚所致视物模糊，视物变形，眼干涩，形寒肢冷，腰膝酸软，纳呆便溏等症。

【方义】

$$
\left.\begin{array}{l}肾精亏虚\\脾肾阳虚\end{array}\right\}
\left.\begin{array}{l}视物模糊\\眼干涩\\腰膝酸软\\形寒肢冷\end{array}\right\}
\left.\begin{array}{l}温肾益精\\温阳健脾\end{array}\right\}
\left\{\begin{array}{l}巴戟天、肉苁蓉—温肾阳\\熟地黄、枸杞子、菟丝子、楮实子—滋阴补肾\\杜仲、牛膝、续断—补肾，强筋骨\\山茱萸、五味子—补肾固精\\小茴香、山药—温阳健脾\\远志—交通心肾\end{array}\right.
$$

【临床应用】

1. 老年性白内障。晶状体混浊，视物模糊，视疲劳，眼干涩，伴头晕耳鸣，腰膝酸软，小腹发凉，大便偏溏。

2. 老年性黄斑变性早中期或干性进展期。视物模糊，视物变形，伴形寒肢冷，夜尿次频，齿发早脱，纳食不馨，神疲懒言。

3. 原发性视网膜色素变性。夜盲，视野缩小，不耐久视，常欲闭目休息，伴肢体瘦弱，饮食少思，倦怠嗜卧，腰腿无力，遗精白浊。

【心悟】

《目经大成》还少丹治"脾肾虚寒，饮食少思，发热盗汗，遗精白浊，真气亏损，肌体瘦弱等症"。《一草亭目科全书》称其能"滋补肾水，温养少火，诸虚百损，男妇咸宜，久服祛病延年"。肾为先天根本，脾为后天之本，二本固则老可还少，二本伤则未老先衰。精不足者补之以味，用熟地黄、肉苁蓉、枸杞子、菟丝子、楮实子味之厚者。阳不足者，益之以温，用巴戟天、杜仲温肾壮阳。再配牛膝、续断补肾强腰膝，山茱萸、五味子补肾固精。全方温肾益精为主，再加小茴香、山药温阳健脾使后天生化有源。

基于本方特点，眼科老年性病变、变性和营养不良性病变，如老年性白内障、老年性黄斑变性、视神经萎缩、原发性视网膜色素变性等虚损性眼病，辨证符合肾精亏虚，脾肾阳虚者较为合适。张景岳谓："凡欲治病者，必以形体为主，欲治形者，必以精血为先。"熟地黄、肉苁蓉等均为厚味滋补之品，对这类形质有损的眼病从补精入手进行治疗是很好的思路。本方亦用于常年劳累过度、用眼过度、老花引起的视疲劳，见眼胀干涩、眩晕、健忘失眠、倦怠乏力、未老先衰的患者。但对于阴虚阳亢患者则不适用。

（庄曾渊　杨海静　柏梅）

地黄饮子

温补下元摄浮阳
开窍化痰通心肾

【出处】《黄帝素问宣明论方》。

【原方剂量】熟干地黄、巴戟（去心）、山茱萸、石斛、肉苁蓉（酒浸、焙）、附子（炮）、五味子、官桂、白茯苓、麦门冬（去心）、菖蒲、远志（去心）等分。上为末，每服三钱，水一盏半，生姜五片，枣一枚，薄荷，同煎至八分，不计时候。

【心得剂量】熟地黄 15g，巴戟天 10g，山茱萸 10g，石斛 10g，肉苁蓉 10g，制附子 3g，五味子 6g，肉桂 3g，茯苓 10g，麦冬 10g，石菖蒲 10g，远志 10g，生姜 3 片，大枣 6g，薄荷 10g。

【功效】滋肾阴，温肾阳，开窍化痰。

【主治】下元衰惫，阴阳两虚，痰浊上泛，机窍不利所致目暗不明，足废不用，语声不出等症。

【方义】

```
下元衰惫  ┌目暗不明┐ 滋肾阴    ┌熟地黄、山茱萸—滋肾填精
阴阳两虚  │足废不用│ 温肾阳    │肉苁蓉、巴戟天—温肾益精
痰浊上泛  │语声不出│ 开窍化痰  │制附子、肉桂—温肾助阳，引火归原
机窍不利  └      ┘          │麦冬、石斛、五味子—养阴生津
                            │石菖蒲、远志、茯苓—开窍化痰，交通心肾
                            │薄荷—利咽喉，清头目
                            └生姜、大枣—调和营卫
```

【临床应用】

1. 特发性视神经炎，如多发性硬化相关性视神经炎、视神经脊髓炎相关性视神经炎。急性期后视神经萎缩，视力下降，伴肢体无力，行走困难，腿凉喜暖或截瘫。

2. 中风后遗症、脊髓炎等疾病。舌强不能言，足废不能用，口干不欲饮，苔薄，脉沉细数。

【心悟】

地黄饮子《黄帝素问宣明论方》治"内夺而厥，舌喑不能言，二足废不为用，肾脉虚弱，其气厥不至，舌不仁。经曰：喑俳，足不履用，声音不出者，地黄饮子主之"。《医方集解》引赵献可方论，曰："阴虚有二，有阴中之水虚，有阴中之火虚，火虚者专以河间地黄饮子，水虚者当以六味地黄丸主之。"即阴精亏损可出现阴虚证，也会出现阳虚证，又提出对阳虚火衰、火不归原的假阳证"用温肾之药，从其性而引之归原"。本方重用熟地黄配山茱萸补肾益精，辅以制附子、肉桂、巴戟天、肉苁蓉温养元阳，佐以麦冬、五味子、石斛养肺胃之阴制约附桂之温燥，茯苓、石菖蒲、远志开心窍通心肾。综观全方补肾精、温下元、引火归原，从而达到下元得到温养，浮阳得以摄纳，上下同治的目的。

近代内科以本方为主随证加减治疗脊髓痨、脊髓炎、多发性硬化取得较好疗效。眼科特发性视神经炎，全身辨证属肾精亏虚、下元衰惫，可选用本方。视物模糊加枸杞子、楮实子、沙苑子补肝明目；病程日久，视盘苍白加当归尾、赤芍、丹参、三七粉活血通络。

张山雷指出本方治"肾脏气衰，阴阳两脱于下，而浊阴泛滥于上，以致厥逆肢废，喑不成声，其证必四肢逆冷，或冷汗自出，其脉必沉微欲绝，其舌必润滑淡白"与"肝阳上冒之面赤气粗，脉弦或大者，绝端相反"，为本方寒热虚实的鉴别做了明确界定。地黄饮子的方证要点是下元虚衰，痰浊上泛，阻塞孔窍，对于肝阳上亢、气火偏旺者不宜应用。

地黄饮子和还少丹都含有熟地黄、山茱萸、巴戟天、肉苁蓉、茯苓、五味子、石菖蒲、远志诸药，补益肝肾、交通心肾是两方的共性。地黄饮子又有补命门、纳浮阳，引火归原、水火相济的作用。故眼科常用于特发性视神经炎，症见暴盲或目昏，眼珠疼痛，口渴心烦，截瘫或双腿软瘫、不能行走、发凉发麻、感觉减退，大小便潴留、排出无力之上热下寒证。还少丹中牛膝、杜仲、枸杞子、楮实子补肾益精，小茴香、山药温阳健脾，更适合于病程日久或老年体衰、肌体瘦弱、腰膝酸软、纳呆便溏、形寒肢冷、小便清长之脾肾虚寒证。对特发性视神经炎而言，还少丹可用于晚期视神经萎缩的善后调理。

（庄曾渊　柏梅）

乌梅丸

温阳清火兼扶正

上热下寒气血虚

【出处】《伤寒论》。

【原方剂量】乌梅三百个，细辛六两，干姜十两，黄连一斤，当归四两，附子六两，蜀椒四两，桂枝六两，人参六两，黄柏六两。

【心得剂量】乌梅10g，细辛3g，干姜5g，黄连10g，当归10g，制附子3g，花椒3g，桂枝6g，党参10g，黄柏6g。

【功效】温阳散寒，清肝泻火。

【主治】肝经阴寒极盛，郁火上冲所致目赤疼痛，伴见寒热错杂，上热下寒，消渴，烦热，手足厥冷，久利。

【方义】

| 肝经阴寒郁火上冲 | { 目赤疼痛
消渴烦热
手足厥冷
久利 } | 温阳散寒清肝泻火 | { 乌梅—入肝，保肝阴、助生阳
人参、当归—补气血，扶助正气
黄连、黄柏—清心滋肾
附子、干姜、桂枝、花椒、细辛 —温阳通脉，散下寒 } |

【临床应用】

1. 结膜炎、角膜炎、巩膜炎、虹膜睫状体炎，合并炎症性肠道疾病如溃疡性结肠炎和 Crohn 病。目赤娇红，或赤脉隐隐迁延不愈，伴见手足厥冷，神疲乏力，腹泻便溏，黏液便，脓

254

血便，周围性关节肿痛。

2. 糖皮质激素使用过程中，出现面部痤疮，心烦失眠，肢体乏力，气短多汗，苔薄白，舌质淡暗，舌体胖有齿印。

【心悟】

乌梅丸为《伤寒论》治蛔厥和久利方："伤寒脉微而厥，至七八日肤冷，其人躁，无暂安时者，此为脏厥，非为蛔厥也。蛔厥者，其人当吐蛔。令病者静，而复时烦，此为脏寒。蛔上入其膈，故烦，须臾复止，得食而呕，又烦者，蛔闻食臭出，其人当自吐蛔。蛔厥者，乌梅丸主之。又主久利方。"后人根据本方寒热并用，正邪兼治的组方特点和所治蛔厥正虚脏寒，寒热错杂，上热下寒的基本病机扩大了适应证。刘渡舟认为乌梅丸有两个作用，一个是治厥阴病的寒热错杂证，伤寒致肝阳气抑郁，郁积而发，郁火上冲，"消渴，气上撞心，心中疼热"，黄连、黄柏泻火治之。厥阴病阳气虚，重点在肝经，附子、桂枝、细辛散寒，乌梅保肝阴敛肝气，当归合乌梅养肝阴、补肝体，人参补中益气。因寒热错杂所以补阳、清火、扶正兼而有之。另一个是治蛔厥。李士懋提出乌梅丸乃厥阴病主方，若仅以其驱蛔治利，则小视其用。厥阴病阳弱不升，郁火上冲，可见头晕头痛、目痛、耳鸣、口渴、心中热疼。经络不通而胁肋胀痛、腹痛、胸痛、肢痛。木不疏土而痞满不食，见呕吐、嗳气、下利。肝为罢极之本，肝虚而懈怠，困倦，萎靡不振，阴缩抽痛，拘挛转筋。寒热错杂则厥热胜复或往来寒热。肝阳气虚，脉弦按之无力。厥阴有阴阳转化，寒化则肢厥，畏寒，躁无暂安时，吐利，汗出，内拘急，四肢痛，脉则转微。热化则口渴咽干，口疮烂赤，心中热痛，便脓血等。并认为临床见弦而无力之脉，又有厥阴证中一二症状，即可辨为厥阴证，主以乌梅丸。

　　肝开窍于目，目病是肝病之外候。作为厥阴病的主方，乌梅丸亦用于相应眼科病症的治疗。炎性肠道疾病，临床表现为腹泻，水样便，黏液便或脓血便，全身消瘦，神疲，肢冷，或有关节疼痛，口腔溃疡，可引起葡萄膜炎、视神经炎、巩膜炎、角膜炎、结膜炎等多种眼病。其中最常见的是葡萄膜炎，且多为非肉芽肿性前葡萄膜炎，表现为眼红眼痛，瞳孔缩小，或有前房积脓。上述诸症中，久利、肢冷属寒证，系肝阳虚，阳气不能敷布所致。而目赤疼痛，瞳神紧小，黄液上冲属热证，是郁火上攻头目所致。寒热错杂，上热下寒正合乌梅丸证治。还有增生性糖尿病视网膜病变、角膜软化症角膜软化期也可能出现寒热错杂的乌梅丸证，眼科文献中有这一类病证应用乌梅丸治疗取效的报道。临床应用中根据病证表现随证加减，若羞明畏光，流泪，眉棱骨胀痛，兼有风邪，加羌活、藁本、白芷等；若目赤头痛，口苦，耳鸣，相火亢盛，加龙胆草、栀子等；若见结节隆起，红肿疼痛，瘀热凝结，加当归尾、赤芍、葶苈子、桑白皮等；若双眼干涩，痒痛，阴虚燥热，加菊花、密蒙花、沙苑子、白蒺藜等。同时酌减原方中作用相反的药物。纵观全方，毕竟偏温，有下利肢冷，虚寒见证者为宜。

（庄曾渊　高君）

清解合剂（经验方）
辛凉宣泄除伏热 治春卡痒如虫行

【组成】麻黄 6g，辛夷 10g，生石膏 15g，生甘草 6g，桑白皮 8g，黄芩 8g，荆芥 6g，防风 8g，地肤子 10g，五味子 6g，枳壳 8g，炒麦芽 8g。

【功效】祛风宣解，清解伏热。

【主治】外感风热，引动肺胃伏热所致眼红眼痒，口干鼻燥，或出汗多，或大便干。

【方义】

外感风热
引动伏热
｛眼痒难忍
目赤肿胀
胞睑肿胀｝
祛风宣解
清解伏热
｛麻黄、辛夷—辛散
荆芥、防风—疏风
桑白皮、黄芩、石膏—清肺胃郁热
地肤子—利湿止痒
五味子—敛正气
枳壳、炒麦芽、生甘草—健胃和中｝

【临床应用】

1. 春季角结膜炎。无论是球结膜型，睑结膜型，还是混合型，凡符合上述病机者均可应用。若畏光磨痛，刺激症状加重，有角膜损伤者加石决明、决明子、夏枯草、黄连。若眼红眼肿加重，眵多色黄加蒲公英、金银花、连翘。

2. 季节性过敏性结膜炎。眼睑水肿，结膜充血水肿，浆液性分泌物，眼痒伴烧灼感。胞睑水肿透亮，结膜水肿明显加连翘、赤小豆。

【心悟】

春季角结膜炎是一种季节性、变态反应性角结膜炎。发则眼红眼肿，有黏丝状分泌物，眼痒，痒极难忍，畏光羞明流泪。本病春季发病，夏天加剧，秋凉后逐渐好转，故和时邪有关，系外邪引动伏热之故。所谓伏热是指当年发病秋凉病退时，遗邪内伏，郁积化生之热。伏热的形成和年龄禀赋、环境饮食有关。儿童腠理疏松，易受外邪侵袭，而且脏腑功能相对薄弱，常表现为肺脾肾不足而心肝有余，不耐外界刺激而易化热，尤其是禀赋特异者，外感六淫、饮食不节更易引动伏热外发。春季阳气开发，夏日湿热蕴蒸，均可引动伏热而发病，故风热、伏热（肺胃伏热）和体虚（卫气不足）是三个发病要素。

眼痒，痒若虫行是春季结膜炎的主症之一。眼痒有因风、因火、因血虚的不同。本病发于春夏，上睑发病较重，太阳为目上纲，太阳主一身之表，故系因风热外袭引起。应用麻黄、辛夷、荆芥、防风发散外邪，诸药辛温，但和大寒之石膏、苦寒之黄芩配伍后保留了辛散作用，消除了温性，散热不助热，共奏疏风清热之功。

春季角结模炎发病在球结膜角膜缘、睑结膜和角膜，按五轮定位，居肺胃和肝的分野。伏邪多能引起脏腑自病，肺胃两经是伏热隐藏之处，治疗中用桑白皮、黄芩、石膏清泄伏热。若出现畏光流泪、眼痛头痛、睫状充血则肝火上炎，宜加龙胆草、栀子、生地黄、黄连清火。

五味子、枳壳、炒麦芽、生甘草为补虚健胃而入。其中五味子性温，味酸甘，益气生津收敛。李东垣《脾胃论》黄芪人参汤治夏天热气所伤加五味子治气短，精神如梦寐之间，困乏无力。亦引孙思邈云：五月常服五味子是泻内火，补庚大肠，益五脏之元气。可见五味子是夏天补气之首选。五味子在敛肺益气同时尚能甘酸化阴，生津泻火，无甘温助热之虑。本方取其益气作用之外，又有七情配伍相畏作用。方中麻黄、辛夷辛温发散，五味子酸涩收敛，一散一敛，相互制约，可防卫气不固，汗出伤津，又不至于酸收邪恋。如眼红，多眵色黄而黏，眼睑肿胀属风热壅盛，加薄荷、菊花、蒲公英祛风清热。

【临床研究】

观察清热合剂治疗春季角结膜炎 15 例。依据病史、症状、体征和结膜刮片见嗜酸细胞或破碎的嗜酸细胞、嗜酸颗粒阳性确诊病例。应用清热合剂内服，连服两周。病情稳定后，一周服 5 剂，或隔日一剂，重症病例配合中药外洗（黄芩、苦参、防己），停用其他治疗方法。治疗两周后总结疗效，显效 3 例（眼痒显著好转，球结膜充血及角膜缘病变显著好转），有效 10 例（眼痒好转，球结膜充血及角膜缘病变好转或其中一项好转），无效 2 例（眼痒，球结膜充血和角膜缘病变无好转或仅一项好转）。

（庄曾渊　张励）

【组成】熟地黄 15g，当归 10g，川芎 10g，白芍 15g，枸杞子 10g，菟丝子 10g，覆盆子 10g，五味子 8g，车前子 10g，丹参 10g，木瓜 10g，三七粉 3g，砂仁 6g。

【功效】补肾益精，养血明目。

【主治】精血不足，脉络失养所致视物昏花，视物变形，眼眶酸胀，不耐久视。

【方义】

精血不足
脉络失养
｛视物昏花
视直如曲
不耐久视｝
补肾益精
养血明目
｛枸杞子、菟丝子、覆盆子、五味子、车前子——益精明目
熟地黄、当归、川芎、白芍——养血行血
丹参、三七粉——活血
木瓜——舒筋
砂仁——悦脾｝

【临床应用】

1. 病理性近视。高度近视出现眼底病理性改变，尤其是黄斑部病变如出血，萎缩，漆裂纹，视物模糊，视物变形。若反复出血，心烦口渴，阴虚火旺加知母、黄柏。

2. 视网膜退行性病变，视神经萎缩。干涩昏花，头晕耳

鸣，腰膝酸痛，面色萎黄。

【心悟】

本方系《济生方》四物五子丸加减而成。去地肤子加五味子、丹参、三七粉、木瓜，目的在于加强补血益精作用。五味子补气涩精，宁心安神，丹参活血养血，三七粉活血止血。丹参、三七粉相须相使，养血活血。木瓜舒筋解痉。本方比四物五子丸功效更强。

病理性近视可见豹纹状眼底、漆裂纹、巩膜后葡萄肿等眼底退行性改变，目干涩，昏花，视疲劳，眼痛或牵掣不适。刘完素《素问玄机原病式》谓："诸涩枯涸，干劲皴揭，皆属于燥。"上诉眼部主症正合精血不足燥证所为。而黄斑病变常伴视物变形和眼前固定性暗影，中医学属妄见、视惑范围，归咎于神劳志乱，精散视误。本方益精、补血、宁神，方证对应，适合病理性近视眼底病变的治疗。

中医眼科历来有用子类药物明目的传统。本方所用五子均入肝肾，专擅明目。子即籽，含先天之精，可以补肾，充养眼中真精，精充目明。朱丹溪创五子衍宗丸治精亏早泄不育，功效亦在补肾益精，与眼科益精明目有异曲同工之妙。

基于补肾益精、养血明目的功效，临床上可广泛应用于眼底营养障碍和变性类病变，如原发性视网膜色素变性、周边视网膜变性、遗传性黄斑营养障碍的辨证治疗，对 Leber 遗传性视神经病变亦有较好疗效。

【临床研究】

观察养血补肾汤对高度近视眼功能的影响，检测109例212眼高度近视眼的视野并对比敏感度，随机分为养血补肾方治疗组和对照组，8周后复查。结果：高度近视眼的视野平均敏感度（MS）治疗后较治疗前增加，平均缺损（MD）治疗后较治疗前减少，有统计学意义（$P<0.05$）。高度近视中频及高频段对比敏感度降低，治疗后明显改善（$P<0.05$），对照组无显著改善。应用彩色多普勒血流仪检测58例113眼高度近视眼视网膜中央动脉的血流参数（收缩期血流峰值速度PSV，舒张末期血流速度EDV、阻力指数RI）在服用养血补肾汤后的改变，结果：PSV治疗后明显增加（$P<0.05$），EDV治疗后较治疗前增加，但$P>0.05$，RI治疗后较治疗前降低，但$P>0.05$，说明本方有提高高度近视眼功能的作用，其机制可能和改善视网膜血流，从而对视网膜、脉络膜起到保护作用有关。

（庄曾渊　吴宁玲）

【组成】生黄芪 20g，川芎 10g，红花 10g，当归 10g，枸杞子 10g，菟丝子 15g，楮实子 10g，五味子 8g，丹参 10g，茯苓 15g，苍术 8g，白豆蔻 10g，熟地黄 15g，石斛 10g，淫羊藿 10g。

【功效】补肾益精，补气养血。

【主治】肾精亏虚，气血两虚所致夜盲，视瞻昏渺，伴见头晕目眩，腰膝酸软，神疲乏力等症。

【方义】

肾精亏虚 气血两虚 { 夜盲 视瞻昏渺 视直如曲 } 补肾益精 补气养血 { 熟地黄、枸杞子、菟丝子、楮实子，淫羊藿—补肾益精 黄芪、五味子—补气敛气 当归、川芎、红花、丹参—养血活血 茯苓、苍术、白豆蔻，石斛—健脾和胃 }

【临床应用】

1. 原发性视网膜色素变性。夜盲，视野进行性缩小，伴视力下降。

2. 老年性黄斑变性干性晚期。视物模糊，视物变形。

【心悟】

本方始用于治疗原发性视网膜色素变性，该病以夜盲，视野缩小为最先主诉。《审视瑶函》："至晚不明，至晓复明也，盖元阳不足之病。"以昼夜分阴阳，本病病机历来被认为是"阳衰不能抗阴之病"。但许多患者脉证并无阳虚证。曾有报道，用重剂温阳亦不能改善症状。根据流行病学及临床表现，我们认为其病机应归咎于先天肾精不足，精不化气生血，气血不足，目失所养。"精不足者，补之以味，形不足者，温之以气"，遂以补肾益精，补气养血立方。先天精气不足，后天健脾胃，以水谷之精补养。熟地黄、枸杞子、菟丝子为补精要药，而茯苓、苍术、白豆蔻和胃醒脾，尚能温肾助气化，石斛、淫羊藿、苍术，即石斛散治雀目，相辅相成，以益精明目为目的。基于中医将视瞻昏渺的病机归纳为神劳、血少、元气弱、元精亏，与本方功效十分对口，故又将其临床应用扩展至老年性黄斑变性干性晚期和视神经萎缩有此证候的病例，亦符合异病同治的原则，有一定效果。

【临床研究】

以此为主方，临床观察原发性视网膜色素变性130例。形寒肢冷，小便清长，加补骨脂、巴戟天、肉苁蓉；视物疲劳，常欲闭目，畏光羞明，加党参、升麻、蔓荆子；眼睛干涩，心烦失眠，口干潮热，加生石决明、炒知母、地骨皮。治疗观察3个月，主观症状有改善，部分患者视力、视野、视网膜电流图有不同程度好转。

【实验研究】

1. 以本方主药黄芪、枸杞子、当归等作为处理因素，先天性视网膜色素变性动物模型rds小鼠作为处理对象，采用原位末端转移酶标记（TUNEL）方法及组织病理学技术观察rds小鼠视网膜组织形态超微结构和感光细胞凋亡等变化。结果中药组感光细胞凋亡较对照组少（$P<0.001$），证明中药对 rds 小鼠视网膜有保护作用。虽然不能终止 rds 小鼠视网膜感光细胞凋亡的发展，但能起到延缓作用，为临床应用提供了实验依据。

2. 体外培养人眼视网膜神经细胞，用 Fluo 3/AM 标记，通过激光扫描共聚焦显微镜动态观察和记录石斛散和维拉帕米对细胞内钙离子水平及谷氨酸引起的钙超载的影响。结论：石斛散具有降低体外培养人视网膜神经细胞内钙离子的作用，同时可以抵抗谷氨酸损伤细胞后引起的胞内钙离子升高，提示石斛散具有抵抗钙超载，抑制视网膜细胞凋亡的作用。

（庄曾渊　梁丽娜）

·各论　益精明目汤（经验方）·

目舒丸（经验方）
养血柔肝舒筋膜　息风解痉治肝劳

【组成】熟地黄 15g，当归 10g，川芎 10g，白芍 15g，紫河车 6g，延胡索 10g，天麻 10g，全蝎 3g。

【功效】养血活血，解痉止痛。

【主治】精血亏虚，筋膜失养所致眼珠隐痛，头额闷痛，眼眶周围酸疼，眼睑痉挛，不能久视，视力模糊，伴颈肩酸疼，心烦失眠，面肌抽搐等症。

【方义】

精血亏虚 视物疲劳 养血活血 熟地黄、当归、川芎、白芍—养血活血，柔肝舒筋
筋脉失养 眼珠隐痛 解痉止痛 紫河车—益气养血补精
　　　　　头额闷痛　　　　　　延胡索—活血行气止痛
　　　　　　　　　　　　　　　天麻、全蝎—息风止痉，通络止痛

【临床应用】

1. 近视、远视、老视，未作矫治，过度调节。视矇，复视，眼痛等。

2. 眼外肌不平衡，部分肌肉过度紧张引起隐痛不适，以及调节异常，集合力不足，调节和融合不协调引起的视疲劳。

3. 视屏终端综合征。眼酸眼痛，眼胀，干涩，畏光，视物疲劳，视物模糊，或伴有头痛，肩、颈、手腕发僵麻木。

【心悟】

肝藏血，调节血量供全身脏腑官窍的濡养。"久视伤血"竭视劳倦，耗伤阴血致目中气血不足。"肝在体合筋"筋膜失养，伸缩乏力，易感疲劳，故肝有"罢极之本"之称，所以养血补肝为治本第一要素。络脉血虚，络虚而痛，其痛势缠绵，喜温喜按，用眼后加重，属虚损疼痛。血虚生风，筋膜挛缩引起头痛、眉棱骨痛、眼痛等，宜养血通络，解痉止痛，本方针对发病机制，多靶点，多因素，标本兼治，疗效可靠。

视疲劳症状复杂多样，除视力障碍和眼部症状外，部分重症病例还可能出现头痛、眩晕、倦怠乏力、注意力不集中、心烦易怒、焦虑出汗、失眠健忘、纳呆嗳气、颈肩酸痛、面肌抽搐等全身症状。其中视物疲劳、眼痛是主症。古籍中十分重视对眼痛的论治，《原机启微》用当归养荣汤治眼珠痛甚不可忍，药后痛止仍感眼睑无力，常欲垂闭，用助阳活血汤益气升阳。《证治准绳·目痛》论痛如针刺，认为此证多由体劳目劳，荣气不上潮于目所致，宜养其荣，用补肝散（人参、茯苓、川芎、五味子、藁本、细辛、茺蔚子），亦取法于益气升阳。目舒丸养血荣筋，解痉止痛，对久视伤血，血不养睛，眼痛，眉棱骨痛，肩痛肢麻作用明显。若伴气虚，症见眼睑沉重，常欲垂闭，畏光羞明宜加补气之黄芪、党参和升发阳气之羌活、藁本、防风。

视疲劳并非独立的眼病，眼或全身因素与精神心理因素相互交织。屈光因素所致的视疲劳当正确予以屈光检查和矫正，以去除致病因素。若出现抑郁、焦虑等情志障碍，则请心理专科会诊，协同治疗为宜。

【临床研究】

为探讨目舒丸对视疲劳患者眼部异常调节参数的影响，随机将视疲劳患者分为对照组及目舒丸组。测量两组患者治疗前及治疗后 2 周，视疲劳中医证候疗效、积分变化及各调节参数的变化。结果发现，目舒丸组治疗前后证候积分差值较对照组明显，差别有统计学意义（$P<0.01$）；双眼调节幅度、正相对调节、相对调节幅度总量、眼加正镜片至模糊值、调节灵活性各值的治疗前后改善上，目舒丸组较对照组明显改善，差异有统计学意义（$P<0.01$）。研究结果表明，目舒丸可改善视疲劳患者异常眼部调节参数及视疲劳患者中医证候。

【实验研究】

采用胶原酶消化法体外培养兔眼睫状体平滑肌细胞，采用激光共聚焦扫描显微镜技术检测目舒丸对兔睫状体平滑肌细胞内 Ca^{2+} 浓度的影响，采用 real-time-PCR 技术检测目舒丸对兔睫状体平滑肌细胞内 RhoA、PKC 表达的影响，采用酶联免疫吸附试验技术检测目舒丸对兔睫状体平滑肌细胞内 cAMP、NOS 表达的影响。研究结果表明，目舒丸可通过调节睫状体平滑肌细胞内 Ca^+ 浓度影响睫状体平滑肌钙依赖性收缩，通过调节睫状体平滑肌细胞内 RhoA、PKC 表达影响睫状体平滑肌非钙依赖性收缩。目舒丸可通过调节睫状体平滑肌细胞内 cAMP 表达，影响睫状体平滑肌舒张。目舒丸通过调节睫状体平滑肌细胞内舒缩因子的表达，影响睫状体平滑肌舒缩功能，改善视疲劳患者眼部调节功能，改善视疲劳患者眼部症状。

（庄曾渊　宿蕾艳）

启明丸（经验方）

补心气发越神光

延缓调节性近视

【组成】党参 10g，茯苓 10g，山药 15g，远志 6g，石菖蒲 6g，黄精 10g，丹参 10g，郁金 10g。

【功效】益心定志，开窍明目。

【主治】心气不足，神光不能发越所致视近怯远，视疲劳，头晕，忧虑健忘。

【方义】

$$
心气不足
\begin{cases}
视近怯远 \\
视疲劳 \\
头晕健忘
\end{cases}
\begin{matrix}
益心定志 \\
开窍明目
\end{matrix}
\begin{cases}
党参、茯苓—补心气通心肾 \\
远志、石菖蒲—开心窍通神光 \\
丹参、郁金—养血行气开窍 \\
山药、黄精—健脾补气
\end{cases}
$$

【临床应用】

1. 屈光性近视。如青少年用眼过度，睫状肌调节痉挛引起的近视。视疲劳，头晕，忧虑健忘。

2. 遗传性或退行性眼底病。视力下降，伴气短乏力，神疲自汗，心悸怔忡等症。

【心悟】

本方由定志丸加丹参、郁金、黄精、山药组成。定志丸在中医眼科治"能近怯远症""能近视不能远视症"，症状分析相当于近视。对能近怯远的病机，一般认为是阳气不足，阴气有余。王好古曰："目能近视，责其有水，不能远视，责其无火，法当补心。"故用定志丸补心气，宁心神，加丹参养心血，郁金开心窍。血可载气，血盛气旺助心气升发。黄精、山药补脾肾精气，精能化气，精足气旺。启明丸在定志丸基础上加滋阴明目之品体现了张景岳"阴中求阳""精中生气"的学术思想。启明丸长于气血双补，阴阳调和，治在心肾，补心血，养心气，填肾精，生神光，使神光发越，视觉改善。

《证治准绳》曰："神光者，谓目自见之精华也。"就是说神光是人体自身固有的视觉功能。又曰："神之在人也大矣，在足能行，在手能握……在目能视。神舍心，故发于心焉。"神光之所以冠以"神"，说明这种功能是受心神控制的。心藏神，肺藏魄，肝藏魂，脾藏意，肾藏志。神、魄、魂、意、志均为中枢神经活动。"神光"隐含着眼的视觉和运动受心神（中枢神经）支配，神光代表了视觉活动的全过程。

基于启明丸益气养血，养心宁神，使精气充实，玄府络脉通畅，神光恢复，故亦用于弱视和退行性眼底病变。

【实验研究】

在启明丸对豚鼠近视模型进展的干预研究中，以启明丸作为处理因素，形觉剥夺性豚鼠近视模型为处理对象，观察其对动物模型巩膜外基质的影响。结果显示启明丸能干扰豚鼠近视模型巩膜的病理重塑，抑制其巩膜细胞外基质的病理性降解，调节 MMP-2 的表达，使 MMP-2 与 TIMP-2 趋于平衡，从而延缓眼轴的异常增长，一定程度上可能抑制形觉剥夺性豚鼠近视模型的近视进展。

（庄曾渊　张红）

【组成】柴胡 12g，黄芩 10g，半夏 10g，党参 10g，炙甘草 8g，茯苓 20g，泽泻 10g，生白术 10g，当归 10g，白芍 15g，川芎 10g。

【功效】调畅气机，活血行水。

【主治】三焦气化不利所致视网膜神经上皮/色素上皮浆液性脱离，伴见口干口苦，情志不舒，胸肋胀满。

【方义】

三焦气化不利 { 神经上皮/色素上皮 浆液性脱离 } { 调畅气机 活血行水 } { 柴胡—疏肝理气
黄芩、半夏—清热化痰
党参、炙甘草—补中
白芍、川芎、当归—养血和营
茯苓、泽泻、生白术—健脾利湿 }

【临床应用】

1. 老年性黄斑变性视网膜神经上皮/色素上皮浆液性脱离。伴情绪抑郁，胸闷胁胀，口干口苦等症。

2. 中心性浆液性脉络膜视网膜病变。黄斑区神经上皮浆液性脱离，伴神疲乏力，情绪抑郁等症。

3. 糖尿病视网膜病变黄斑水肿。伴口干口苦，胸闷纳呆，苔薄黄，脉弦。

【心悟】

本方由小柴胡汤合当归芍药散组成。小柴胡汤出自《伤寒论》，原方和解少阳，治少阳证往来寒热，胸胁苦满，默默不欲饮食，心烦喜呕，口苦咽干等症。眼科基于其清泄胆热，宣畅三焦的作用，临床上异病同治，用于治疗气液运行失常所致的病证。当归芍药散为《金匮要略》治妊娠腹中疠痛及妇人腹中诸疾病方。其药物组成可分为养血活血、疏肝止痛和健脾燥湿、行气利水两部分。方中重用芍药和泽泻，也正体现了本方调血、渗湿的功用。与小柴胡汤合用，调气、活血、渗湿，三组药物相互协调，标本兼治。老年性黄斑变性浆液性色素上皮/神经上皮脱离或中心性浆液性脉络膜视网膜病变，前者因老年体虚，后者因七情所伤或劳倦过度，都有气机不畅，气化不利的基础存在，甚则引起气机郁结，血行不利，导致水湿内停，形成气郁-血滞-水停的病机演变过程。气液、气血循环障碍引起水肿、积液等病证，柴芍汤对此比较适用。

柴芍汤和柴苓汤（小柴胡汤合五苓散）比较。二者在宣畅气机，津液自复，行气化湿的同时，柴芍汤中川芎活血，白芍配泽泻散瘀行水，加强了活血利水作用。柴苓汤中桂枝温通，配茯苓温阳利水。前者偏于清化，运用于肝胆积热较明显者，而后者偏温化，适用于气机不畅又兼脾阳不振者。

【临床研究】

临床观察柴芍汤治疗老年性黄斑变性进展期神经上皮浆液性脱离 27 例。治疗前视网膜神经上皮脱离高度均值为 138（98，244）μm，治疗 3 个月后脱离高度均值为 121（67，221）μm，治疗 6 个月后神经上皮脱离高度均值为 76（30，156）μm，均较治疗前降低，$P<0.001$，具有统计学意义，同时视力较治疗前有所提高。

（庄曾渊　盛倩）

温阳散结汤（经验方）

温通血脉行气血

清热化痰散瘀结

【组成】当归 10g，桂枝 10g，细辛 3g，炙甘草 6g，桃仁 10g，红花 10g，赤芍 10g，法半夏 10g，浙贝母 10g，肉苁蓉 10g，巴戟天 10g，小茴香 6g，土茯苓 15g，半边莲 10g，莪术 10g。

【功效】温阳通络，化痰散结。

【主治】阳气不足，营气不通，痰瘀阻络所致包块形成，或非炎性眼球突出，眼眶胀痛，复视，眩晕，或有恶心呕吐，肢冷恶风等症。

【方义】

阳气不足
营气不通
痰瘀阻络
｛
眼球突出
包块形成
眼眶胀痛
肢凉恶风
｝
温阳通络
化痰散结
｛
当归、桂枝、细辛—温通血脉
桃仁、红花、赤芍、莪术—活血化瘀
半夏、浙贝母—化痰散结
小茴香、巴戟天、肉苁蓉—补命门温肾阳
半边莲、土茯苓—清热解毒利，水消肿
炙甘草—缓急，调和诸药
｝

【临床应用】

1. 慢性眼眶炎性假瘤。数月或数年逐渐加重，眼睑肿胀，眼球轻度突出，视力下降，复视而无红肿，伴神疲乏力，四肢

273

怕凉者。

2. 慢性泪腺炎。上睑外侧肿胀，轻度下垂，该处眶缘下可触及分叶状无痛性包块，质软，翻转上睑在上穹隆处可见肿胀之泪腺，注视外上方出现复视，病程迁延，包块久不消退。

【心悟】

本方为治阳气不足，痰瘀互结，结而成形，出现包块肿物而立。"阳化气，阴成形"，阳气不足，气化功能薄弱，引发津血运行障碍，瘀结成形。肾阳为人身生化之源，温肾培元，振奋肾阳，充达肾气则从源头解决阳气不足，阴郁内结的病证，这是本方组方的特色。所以本方治疗对象一般具备发病慢、病程久、包块质软、红痛不重等特点，而且整体表现为神色倦怠、肢体怕冷怕风等偏于虚寒的证候，与急性发病局部出现红肿疼痛，整体口渴心烦的实热证呈鲜明对比。

本方可理解为当归四逆汤、桃红四物汤和导痰汤合方加减组成。当归四逆汤温经散寒，养血通脉；桃红四物汤活血化瘀；导痰汤燥湿化痰，行气开郁。方中用土茯苓、半边莲是因其能清热解毒，消肿止痛。全方针对气血痰瘀多个环节加以干预。而小茴香、肉苁蓉、巴戟天补命门，温肾阳是益火之源，可以治本。而且小茴香除暖肝温肾以外，尚可理气和胃，有开胃进食之功。巴戟天、肉苁蓉补肾助阳，性较温润，无燥热助火之弊。本方对慢性眼病久病及肾，阳虚患者比较合适，常服亦较安全。

（庄曾渊　杨永升）

参考文献

［1］（宋）钱乙．小儿药证直诀［M］．王霞点校．北京：人民军医出版社，2008.

［2］（明）张景岳．景岳全书［M］．蒋文明，杜杰慧，谢宁整理．北京：中国古籍出版社，1999.

［3］（明）陈实功．外科正宗［M］．谭新华，何清湖整理．北京：中国古籍出版社，1999.

［4］（清）汪讱庵．医方集解［M］．徐英整理．北京：中国古籍出版社，1999.

［5］（清）王清任．医林改错［M］．王明辉整理．北京：中国古籍出版社，1999.

［6］（元）倪维德．原机启微［M］．薛己校补，李点整理．北京：中国古籍出版社，1999.

［7］（唐）孙思邈．备急千金要方［M］．高文柱等校注．北京：华夏出版社，2008.

［8］（明）李时珍．本草纲目［M］．王育杰整理．北京：人民卫生出版社，2016.

［9］（汉）张仲景．金匮要略方论［M］．（晋）王叔和集．北京：人民卫生出版社，2016.

［10］（清）魏玉璜．续名医类案［M］．北京：中医古籍出版社，1976.

［11］（清）吴瑭．温病条辨［M］．北京：人民卫生出版社，2012.

［12］（金）刘完素．黄帝素问宣明论方［M］．宋乃光校注．北京：中国中医药出版社，2007.

［13］（清）刘耀先．眼科金镜［M］．韦企平等整理．北京：人民卫生出版社，2016.

［14］（清）邓苑．一草亭目科全书 原机启微集［M］．周仲瑛等主编．长沙：湖南科学技术出版社，2017.

［15］（明）佚名氏．银海精微［M］．郑金生整理．北京：人民卫生出版社，2011.

［16］（汉）张仲景．注解伤寒论［M］．（晋）王叔和撰次．（金）成无己注．（明）汪济川校．北京：人民卫生出版社，2016.

［17］（宋）太平惠民和剂局．太平惠民和剂局方［M］．北京：人民卫生出版社，2014.

［18］（清）黄岩．眼科纂要［M］．王明杰等整理．北京：中国中医药出版社，2015.

［19］（清）郑梅涧．重楼玉钥［M］．郭君双整理．北京：人民卫生出版社，2006.

［20］胡光慈．中医内科杂病证治新义［M］．成都：四川人民出版社，1958.

［21］（清）陈善堂．眼科集成［M］．章红梅等整理．北京：中国中医药出版社，2015.

［22］（清）刘松岩．目科捷径［M］．王全等整理．北京：中国中医药出版社，2015.

［23］（清）黄庭镜．目经大成［M］．汪剑等整理．北京：

中国中医药出版社，2015.

［24］（金）李杲．东垣医集［M］．丁光迪等整理．北京：人民卫生出版社，2015.

［25］（清）张锡纯．医学衷中参西录［M］．王云凯等整理．石家庄：河北科学技术出版社，2002.

［26］陈达夫．陈达夫中医眼科临床经验［M］．罗国芬整理．北京：中国中医药出版社，2017.

［27］（唐）王焘．外台秘要［M］．高文柱整理．北京：华夏出版社，1993.

［28］（清）鲍相璈．验方新编［M］．郝俊利整理．天津：天津科学技术出版，1997.

［29］（清）喻昌．医门法律［M］．史欣德整理．北京：人民卫生出版社，2006.

［30］（元）朱丹溪．丹溪心法［M］．田思胜校注．北京：中国中医药出版社，2016.

［31］（明）傅仁宇．审视瑶函［M］．郭君双等整理．北京：人民卫生出版社，2006.

［32］盛倩，高君，刘绍燕，等．《秘传眼科龙木论》内障眼病方剂遣方用药规律研究［J］．中国中医眼科杂志，2017，27（2）：136-139.

［33］罗旭昇，盛倩，王婷，等．基于中医传承辅助系统的《秘传眼科龙木论》中外障眼病方剂组方用药规律分析［J］．中国中医眼科杂志，2015，25（2）：103-106.

［34］庄曾渊，张津京．《原机启微》的辨证和用药特色［J］．北京中医药，2008，27（3）：184-187.

［35］高君，盛倩，巢国俊，等．《原机启微》用药规律及

学术渊源研究［J］.中华中医药杂志，2017，32（2）：845-847.

［36］盛倩，庄曾渊.基于中医传承辅助系统的李东垣眼病方剂用药规律研究［J］.中国中医眼科杂志，2014，24（3）：177-180.

［37］盛倩，庄曾渊.李东垣从脾胃论治眼病的学术思想探讨［J］.中医杂志，2014，55（18）：1540-1543.

［38］盛倩，孙睦.试论李东垣阴火理论及其应用［J］.山东中医药大学学报，2014，38（4）：322-323.

［39］庄曾渊，姚德金.清解合剂治疗春季结膜炎［J］.中医杂志，1988，29（8）：36.

［40］吴宁玲，高君，庄曾渊，等.养血补肾方对高度近视血流动力学的影响［J］.中国中医眼科杂志，2018，28（4）：236-239.

［41］林涛，高君，王颖，等.养血补肾方对高度近视患者视功能的影响［J］.中国中医眼科杂志，2021，31（4）：250-253，259.

［42］梁丽娜，李根林，王津津，等.中药复方制剂对rds小鼠感光细胞凋亡的干预作用研究［J］.眼科研究，2005，23（5）：462-464.

［43］梁丽娜，李根林，王津津，等.中药对体外培养视网膜神经细胞的干预作用研究［J］.眼科新进展，2004，24（6）：422-425.

［44］梁丽娜，李根林，王津津，等.中药对新生小牛视网膜组织细胞增殖作用的研究［J］.中国中医眼科杂志，2004，14（3）：139-141.

［45］杨永升，庄曾渊，王津津，等.石斛散对体外培养人

视网膜细胞的作用［J］.眼科新进展，2009，29（6）：405-408.

［46］陈强，梁丽娜，庄曾渊.补肾养血明目方基于线粒体途径对 RPE 细胞凋亡的保护作用研究［J］.中国中医眼科杂志，2020，30（7）：461-465.

［47］胡瑛，宿蕾艳，王颖，等.目舒丸影响视疲劳患者调节功能的临床研究［J］.中国中医眼科杂志，2020，30（12）：854-859，864.

［48］费永彪.启明丸对形觉剥夺性近视豚鼠巩膜细胞外基质的作用研究［D］.北京：中国中医科学院.2019.

［49］庄曾渊，姚德金.清解合剂治疗春季结膜炎［J］.中医杂志，1988，29（8）：36.

相关图书推荐

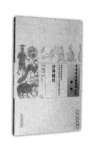

目科捷径（中国古医籍整理丛书）

作者：（清）刘松岩 著

定价：25.00 元

ISBN：978-7-5132-2219-8

内容简介：本书共四卷，卷一至卷三为刘氏所撰《目科捷径》。书中首论眼之生理及其与脏腑经络关系，眼病病因、病机及基本治则和特殊疗法；次论眼科常见疾病的证印脉治。以《易经》为经，《内经》为纬，详述八卦阴阳与脏腑、眼科的对应关系，颇多创见。

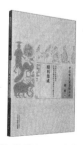

眼科集成（中国古医籍整理丛书）

作者：（清）陈善堂 著

定价：36.00 元

ISBN：978-7-5132-2151-1

内容简介：作者采录先哲名言，汇集名家确论，精选时方验方精方而成。全书按五脏列方，用药厚重与灵巧并行，治疗除常法外，具有寒药热药并用，攻补兼施，治法多元的特点。收集的眼科验方内容尤为丰富，是一部在继承前贤学术基础上又有较多增补发挥的眼科专著。此次整理，以民国九年（1920）的渝城治古堂《眼科集成》刻本为底本，以《目经大成》清嘉庆二十三年（1818）刻本、《原机启微》明代薛己校补本、《审视瑶函》清康熙六年（1667）刻本等书为参校本，按照文献学方法进行校勘注释。

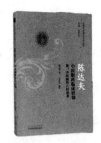

陈达夫中医眼科临床经验
（附《中医眼科六经法要》）

作者：陈达夫

定价：49.00 元

ISBN：978-7-5132-3627-0

内容简介：陈达夫，著名中医眼科学家。出身中医世家，精通中医内、妇、儿、眼等科，尤以眼科独步。他治学严谨，学验俱丰，其学术思想在中医眼科界独树一帜，颇具影响。所著的代表其学术思想的《中医眼科六经法要》，曾荣获国家科技成果奖。本书除重点介绍了陈老六经辨证、八廓学说以及内眼结构与六经对应学说等在中医眼科学术上的创新理论和独特见解外，还真实记录、总结了陈老丰富的眼科临床经验。所附陈老的遗著《中医眼科六经法要》，集中代表了陈老的学术思想，被誉为"中医最伟大的眼科著作"。

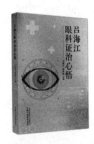

吕海江眼科证治心悟

作者：吕海江，周尚昆主编

定价：110.00 元

ISBN：978-7-5132-8577-3

内容简介：本书分为医家小传，学术思想和特色，专病论治，典型病例临床思辨，常用方剂、药对及中药，常用针刺穴位及处方，医论医话，学术传承等八个方面。涵盖了作者临床、教学、科研的主要经历和经验。此书以五轮疾病中的常见病为主，力求层次分明，条理清晰，切合实际，特别是"典型病例临床思辨"部分，选取了能体现作者中医眼科思辨过程的典型病案进行剖析，从学术思想、辨证思路、专病论治经验等方面进行了讲述，可供医者和患者参考使用。